Kampf der Ernährungsformen

Mythen, Fakten und andere (Halb-)Wahrheiten

Alina Moritz

Kampf der Ernährungsformen

Mythen, Fakten und andere (Halb-)Wahrheiten

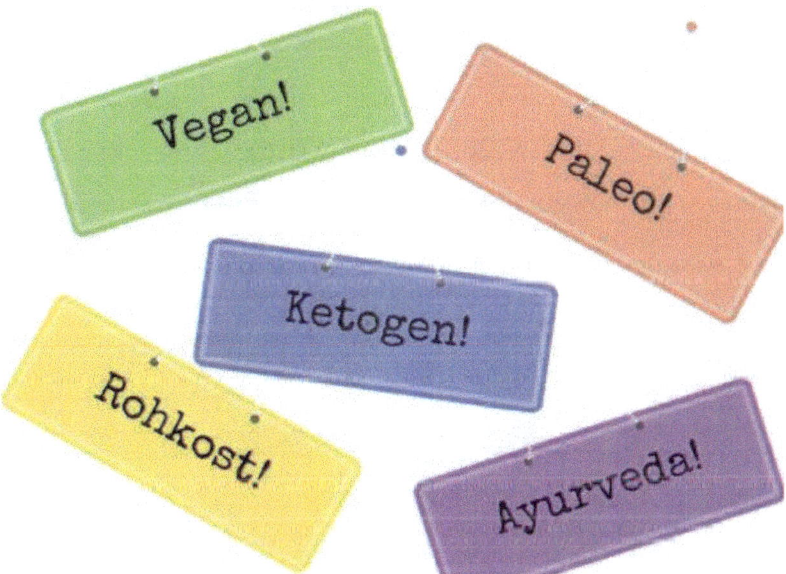

Alina Moritz

Bibliografische Information der Deutschen Nationalbibliothek:
Die Deutsche Nationalbibliothek verzeichnet diese Publikation in der Deutschen Nationalbibliografie; detaillierte bibliografische Daten sind im Internet über www.dnb.de abrufbar.

www.nahrungsdschungel.com

Herstellung und Verlag:
Bod – Books on Demand, Norderstedt

ISBN: 9783744839822

Inhaltsverzeichnis

Über die Autorin und dieses Buch

Ich heiße Alina Moritz, bin 1994 in Passau (Bayern) geboren und lebe schon seit jüngster Kindheit vegetarisch. Seit ich realisiert habe, dass das Stück Fleisch auf meinem Teller mal Augen hatte, genau wie meine zahlreichen Haustiere, esse ich also keine Tiere mehr. Mit 17 Jahren wurde mir zudem bewusst, dass Milch(produkte) und Eier oft sogar noch mehr Tierleid verursachen, weshalb ich mich entschloss fortan vegan zu leben. Bei dieser Ernährungsweise bin ich bis heute geblieben und ich bereue es keinen Tag.

Doch die vegane Ernährung ist nicht automatisch „gesund", wie viele Menschen, die sich für diese Ernährungsform entscheiden glauben.
Das durfte ich durch mein Ökotrophologie-Studium, aber auch durch viele eigene Recherchen, Ausprobieren und nicht zuletzt durch Ernährungs-Coachings mit Klienten erfahren. Auch andere Ernährungsformen wie die Steinzeit-Ernährung (Paleo) oder die Ernährung nach Ayurveda haben immer mehr Anhänger. Viele Menschen sind verunsichert, welcher „Guru" nun wirklich recht hat.

Ernährungsirrtümer kommen meist zustande, indem Studienergebnisse einfach falsch ausgelegt werden.
Hier ein paar Beispiele:

- Korrelation wird mit Kausalität gleichgesetzt

Vor 500 Jahren haben die Menschen weniger Fleisch gegessen und sie waren schlanker.
Besteht ein Zusammenhang?!? - Vielleicht…- Möglicherweise lag es aber auch an mehr Bewegung oder weniger Zuckerkonsum…

- In-vitro-Studien werden auf den Menschen übertragen

Glucosinolate aus Broccoli töten im Reagenzglas Krebszellen ab; das bedeutet aber nicht, dass diese Stoffe (oder Broccoli generell) die Tumore bei einem Krebspatienten verschwinden lassen. Im menschlichen Körper muss damit gerechnet werden, dass die Substanzen im Verdauungstrakt einfach abgebaut oder über die Nieren ausgeschieden werden, wohingegen die Wirkstoffe im Reagenzglas dauerhaft auf die Zellen oder das Gewebe einwirken können.

- Studienaufbau wird nicht berücksichtigt

Wurden lediglich zehn Menschen untersucht oder gar Tiere? Wurde eine High Carb-Ernährung nur mit Gummibärchen umgesetzt und eine High Fat-Ernährung mit viel Frittiertem?

Handelte es sich um gesunde Testpersonen oder Menschen mit einer Stoffwechselstörung? All das muss berücksichtigt werden, damit man nicht die falschen Schlüsse zieht.

Um dir nur verlässliche Informationen zu vermitteln, rief ich im Jahr 2016 meine Website „nahrungsdschungel“ (www.nahrungsdschungel.com) ins Leben.
Ich möchte einfach Licht durch den Dschungel an Ernährungsratschlägen bringen und aufzeigen was uns wirklich nährt. Dennoch habe ich bemerkt, dass sich das umfangreiche Wissen, das es bei den verschiedenen Ernährungsformen zu beachten gilt, nicht in überschaubare Blog-Artikel packen lässt.

Daher habe ich mich entschieden, darüber ein ganzes Buch zu verfassen. Dort nehme ich die momentan gängigsten Ernährungsformen, wie Veganismus, Rohkost, Paleo, Ayurveda und die ketogene Diät ganz genau unter die Lupe.

Dabei gehe ich unter anderem darauf ein…

- wie sich die jeweilige Ernährungsform grob zusammensetzt
- welche Aussagen stimmen und was reine Märchen sind
- welche Nährstoffe kritisch sind und welche sich problemlos decken lassen
- welche sonstigen Risiken (z. B. Schadstoffe, Antinährstoffe, Hormone) mit dieser Ernährung verbunden sind
- wie der Gesundheitszustand von Menschen, die diese Kostform verfolgen, tatsächlich ist

Zum Schluss gebe ich dir eine grobe Zusammenfassung des gewonnenen Wissens und zeige dir anhand von Ernährungsplänen, wie sich die verschiedenen Ernährungsformen gut oder weniger gut in der Praxis umsetzen lassen.
Sei gespannt und offen für Neues! Ich garantiere dir, du wirst von den Inhalten profitieren und die für dich „richtige" Ernährung finden.

Deine Alina

Vorwort

Liebe Leserinnen und Leser,

ging es Ihnen auch schon so, dass Sie verwirrt waren von den vielen Aussagen in den Medien, in denen alles für Gold angepriesen wird, ohne Rücksicht auf Individualität? Mir ging es insbesondere so, als ich mich noch nicht länger mit dieser Thematik befasst habe. Deshalb eine kurze Erzählung meiner eigenen Erfahrungen dazu:

Ich hatte meine Ernährung aus gesundheitlichen Gründen vor etwa 15 Jahren umgestellt (2002). Von „fast alles gekocht“ auf „möglichst alles roh und unverarbeitet“.

Damals war das Internet noch längst nicht so weit ausgebaut, es gab weder Skype und schon gar kein Facebook. Entsprechend gab es auch noch kaum bewerbende Medien und deren Kanäle. Ich richtete mich nach meiner eigenen Intuition und ernährte mich sehr abwechslungsreich mit reichlich, frischem Obst, Gemüse und Wildpflanzen.

Nach etwa 6 Jahren immer besser werdender Praxis fuhr ich auf ein weit entferntes Rohkost-Treffen in Deutschland. Ich machte eine Beobachtung die sich bis heute immer wieder zeigt und durch die Medien viel mehr intensiviert: Selbst Neulinge auf diesem Gebiet geben wortgewandte Ratschläge, selbst wenn die Literatur, aus der sie ihr eigenes Wissen

beziehen, ursprünglich aus Büchern stammt, die wissenschaftlich längst überholt sind.
Nach dem Treffen beschloss ich, dass ich einige meiner eigenen Erfahrungen zugunsten dieser Ratschläge überdenke. Mir ging es zwar so gut wie nie, aber warum nicht abwandeln, dachte ich mir. Doch durch kleine Änderungen, von denen ich glaubte sie wären harmlos und richtig, kam ich nach wenigen Wochen stationär für ein paar Tage in ein Krankenhaus. Als absolute Nicht-Alkoholikerin musste ich mir anhören, dass ich eine Leber wie eine Alkoholikerin hätte. Zum Glück ging alles gut aus und ich kehrte zu meiner bewährten Ernährungspraxis zurück.
Dieses Erlebnis war unter anderem Grund dafür, dass ich selbst ein Buch über Rohkost schrieb und später auch einen Roman, der neben den beflügelnden Seiten einer Ernährungsumstellung auch die kritischeren Schatten zeigt.
Fakt ist: Die heutige Werbekultur will ausschließlich die Sonnenseiten zeigen. Unsere Welt ist dermaßen spezialisiert, dass Ernährung möglichst einfach praktizierbar sein soll. Das Ausblenden komplexerer Zusammenhänge ist deshalb verkaufsfördernd. Mit einer Glanzpräsentation aller Vorteile einer Ernährungsform und Produkten dazu lässt sich gut Geld machen.
Alina Moritz bringt mit harten Fakten und zahlreichen Studien die Wahrheit der Aussagen dieser Aktivisten ans Licht.

Sie geht dabei neutral, wissenschaftlich und auf verständliche Weise an die Thematik heran und bietet einen sehr guten und klaren Überblick über verschiedene derzeit aktuell diskutierte und beworbene Ernährungsformen. Jede dieser genannten Ernährungsformen hat zwar auch ihre Stärken, aber wie jede extreme Ausprägung mitunter auch gerne versteckte Nachteile. Gefahr erkannt, Gefahr gebannt.
Somit lernen Sie durch dieses Buch Ihre eigene Ernährung optimal einzurichten und sich nicht mehr so leicht von den Medien hinters Ohr ziehen zu lassen.
Viel Freude beim Lesen, Ausprobieren, Entdecken, Ein- oder Umsteigen!

Enzesfeld-Lindabrunn, im Juni 2017

Angelika Fischer

1. Vegan

1.1 Definition und Motive einer veganen Ernährung

Sich vegan zu ernähren bedeutet ganz einfach keine tierischen Produkte zu essen. Also weder Fleisch, noch Fisch, Milch(produkte), keine Eier und auch keinen Honig.

Aber ganz so einfach ist es leider doch nicht... Denn in sehr vielen (verarbeiteten) Lebensmitteln stecken tierische Inhaltsstoffe.

Ob Milchpulver in Crackern oder Chips, Hühnereiweiß in Keksen und „vegetarischer" Wurst oder Honig in Müsli und Riegel - Überall lauern Zutaten tierischen Ursprungs.

Teilweise müssen diese sogar nicht einmal deklariert werden! Das ist dann der Fall, wenn die Tierprodukte als technische Hilfsstoffe eingesetzt werden.

So werden beispielsweise Säfte, Bier, Wein oder Essig mithilfe von Gelatine aus Rinder- oder Schweineknochen geklärt. Gelatine dient zum Teil auch als sogenannter Trägerstoff für Produkte, die mit Vitaminen angereichert wurden (z. B. Multi-Vitamin-Saft).

Ein weiteres Beispiel ist die Aminosäure L-Cystein, welche aus Schweineborsten oder Federn gewonnen wird. Sie

sorgt in Backwaren für bessere Verarbeitungseigenschaften des Teiges.
Auch Aromen und Zusatzstoffe (E-Nummern) sind zum Teil nicht vegan. In Chips werden z. B. Bestandteile von Wild oder Lab als Aromastoff verwendet und der rote Farbstoff „Echtes Karmin" (z. B. in Kaugummi) wird aus der Cochenilleschildlaus gewonnen.

Es gibt viele Beweggründe für eine vegane Ernährung. Neben ökologischen und religiösen Motiven sind es vor allem ethische und gesundheitliche Gründe, warum sich Menschen für eine vegane Ernährung entscheiden:

Ethische Gründe:
Der Großteil der vegan lebenden Menschen in Deutschland gibt die Moral als Hauptbeweggrund für diese Ernährungsweise an. Veganer wollen also nicht, dass Tiere gequält und getötet werden. Auch „Bio-Tiere" werden nicht tot gestreichelt und auch hier werden Milchkühe künstlich befruchtet, auf eine „Dauerschwangerschaft" gesetzt und ihre Kälber sofort entzogen und geschlachtet bzw. für die Milchproduktion genutzt. Männliche Küken werden direkt nach dem Schlüpfen getötet, da sie weder der Ei-Produktion dienen können, noch sich als Masthähnchen eignen.

Gesundheitliche Gründe:

„Fleisch sei krebserregend, Milch fördere Osteoporose und Eier führen zu erhöhten Cholesterinwerten."- So oder so ähnlich lauten die Argumente gesundheitlich motivierter Veganer. Diese Informationen erhalten sie meist durch Medien, wie Blogs, YouTube oder (Online-)Magazinen.

Doch sind Lebensmittel tierischen Ursprungs wirklich so schädlich, wie oft behauptet wird?!? Im folgendem möchte ich die gängigsten Vorwürfe aufklären:

1.2 Machen tierische Lebensmittel krank?

„Fleisch und Milch sind krebserregend“

Ende 2015 war es noch groß in den Schlagzeilen: Fleisch wird von der WHO als krebserregend eingestuft. Ist das der endgültige Beweis?!?- NEIN!

Denn nur wenige wissen, was genau am Fleisch eigentlich krebserregend sein soll.

Es ist nämlich nicht das Fleisch per se, sondern insbesondere Stoffe, die bei der Zubereitung (z. B. Braten, Räuchern, Grillen) entstehen; wie Heterozyklische aromatische Amine (HAA) und Polyzyklische aromatische Kohlenwasserstoffe (PAK). Das gleiche würde aber auch mit Kartoffeln passieren, wenn du sie in Bratkartoffeln verwandelst oder wenn du Räuchertofu genießt…

Auch Nitritpökelsalz, mit dem viele Fisch, Fleisch und Wurstwaren behandelt werden, stellt ein Problem dar: Das im Pökelsalz enthaltene Nitrit kann mit körpereigenen Aminen (Eiweißstoffen) zu Nitrosaminen reagieren. Und diese werden ebenfalls als wahrscheinlich krebserregend eingestuft.

Das in rotem Fleisch reichlich enthaltene Häm-Eisen im Übermaß genossen kann allerdings ebenfalls das Krebsrisiko erhöhen, da ein Eisen-Überschuss zur Bildung von Nitrosaminen im Körper führt. Im Gegensatz zu Eisen aus pflanzlichen Quellen kann Eisen aus tierischen Quellen sehr viel besser aufgenommen werden, wodurch eine Überladung mit diesem Mineralstoff viel leichter erreichbar ist.

Auch Milch(produkten) wird vorgeworfen, dass sie das Krebsrisiko erhöhen. Als „Beweis“ wird häufig das Sachbuch „China-Study“ angeführt. In diesem werden die Ergebnisse einer groß angelegten epidemiologischen Studie der 1970er und 1980er Jahre aufgeführt, die zeigen soll, dass nahezu alle Zivilisationserkrankungen hauptsächlich durch tierische Proteine verursacht werden. Allerdings haben die Schlussfolgerungen der Autoren diverse Mängel: So erlauben die ermittelten Korrelationen nur begrenzte Rückschlüsse auf „wahre“ Tatsachen und es wurden Fehler bei der statistischen Auswertung gemacht. Außerdem beziehen sich viele Aussagen auf Laborversuchen an Nagetieren, die nichts mit der eigentlichen Studie zu tun hatte.
Der im menschlichen Körper gebildete Wachstumsfaktor IGF-1 fördert, wie der Name schon sagt, das Wachstum. Aber nicht nur das Längenwachstum bei Kindern oder ein mehr an Muskelmasse können davon betroffen sein, sondern auch Krebszellen wachsen durch IGF-1 schneller.
Die IGF-1-Konzentration hängt hauptsächlich von nicht beeinflussbaren Faktoren wie Alter, Geschlecht, Körpergröße, aber auch vom Gewicht ab. So haben fettleibige

Menschen in der Regel hohe Werte, bei Unterernährung sind die IGF-1-Werte hingegen vermindert.
Aber auch durch die Ernährung lässt sich die körpereigene IGF-1-Synthese beeinflussen: Insbesondere eine erhöhte Proteinzufuhr lässt die IGF-1-Konzentration im Plasma ansteigen. Manche Studien zeigen zwar, dass die Zulage von Proteinen aus Milch die IGF-1-Konzentrationen erhöhen, andererseits konnte auch gezeigt werden, dass Sojaproteine diesen Wachstumsfaktor sogar noch stärker in die Höhe treiben.
Zwar enthält Milch an sich auch reines IGF-1; ca. 45 ng pro ml Rohmilch, aber selbst 1 Liter dieser Milch würden lediglich 0,04 % der täglichen Eigenproduktion entsprechen! Zudem konnte bisher nicht nachgewiesen werden, dass das IGF-1 aus Milch in seiner intakten Form überhaupt vom menschlichen Körper absorbiert werden kann. Außerdem sinkt der IGF-1-Wert in der Milch durch die Verarbeitung: Besonders durch Fermentation wird es abgebaut (Joghurt und Käse haben nur noch 5 ng pro ml) und auch die handelsübliche pasteurisierte Supermarktmilch enthält nur noch etwa die Hälfte des Ausgangswerts.

Zu den Faktoren, die vor Krebs schützen können, zählen:

- Obst, Gemüse, Hülsenfrüchte, Vollkorngetreide (aufgrund von antioxidativen Vitaminen, sekundären Pflanzenstoffen und Ballaststoffen)
- Fermentierte Lebensmittel (z. B. Joghurt, Sauerkraut)
- BMI im Normbereich (19-25 kg/m²)
- Erhöhte Körperliche Aktivität

Krebserregend sind hingegen:

- Alkohol und Nikotin
- Bei hohen Temperaturen Gebratenes, Frittiertes, Gegrilltes (aufgrund von Trans-Fettsäuren, PAKs, HAAs, Acrylamid etc.)
- Geräuchertes und Gepökeltes (aufgrund von PAKs und Nitrosaminen)
- Verschimmelte Lebensmittel (aufgrund von Mykotoxinen)

Haben Veganer ein geringeres Krebsrisiko?

In groß angelegten prospektiven Kohortenstudien konnte gezeigt werden, dass das Gesamt-Krebsrisiko von Veganer geringfügig geringer ist, als das von Fleischessern. Ein erhöhter Milchkonsum geht zwar mit einem geringeren Risiko für Dickdarmkrebs einher; das Prostatakrebs-Risiko steigt dadurch allerdings auch an.

„Tierische Produkte und Cholesterin sind verantwortlich für Herz-Kreislauf-Erkrankungen"

Erkrankungen des Herz-Kreislauf-Systems wie die Arteriosklerose, bei der es zu Herzinfarkt oder Schlaganfall kommen kann, sind weltweit Todesursache Nr. 1. Zusammen mit Diabetes Typ 2 zählen sie zu den sogenannten Zivilisationserkrankungen. Sie lassen sich besonders effektiv durch einen gesunden Lebensstil vorbeugen und behandeln.

Zu den Risikofaktoren für kardiovaskuläre Erkrankungen zählen:

- Rauchen
- Bewegungsmangel
- Übergewicht
- Hypertonie (Bluthochdruck)
- Hypercholesterinämie (erhöhte Cholesterinwerte)
- Hypertriglyzeridämie (erhöhte Triglyzeridwerte)
- Diabetes
- Erhöhte Homocysteinwerte

All diese Risikofaktoren hängen irgendwie zusammen:

So haben Übergewichtige meist einen hohen Blutdruck und erhöhte Cholesterinwerte. Zudem mangelt es ihnen oft an Bewegung und sie neigen eher zu Diabetes Typ 2.

Es gibt auch bestimmte Lebensmittelgruppen und Inhaltsstoffe, die das Risiko für Herzkreislauf-Erkrankungen signifikant senken können:

Je mehr Obst, Gemüse, Vollkornprodukte, Hülsenfrüchte und Nüsse in die Ernährung integriert werden, umso besser die Herzgesundheit. Und das liegt an bestimmten Inhaltsstoffen, die diese unverarbeiteten pflanzlichen Lebensmittel aufweisen: Dazu gehören insbesondere antioxidativ wirkende Vitamine (A, C, E), bestimmte Mineralstoffe (Kalium, Magnesium, Selen), sowie sekundäre Pflanzenstoffe (z. B. Carotinoide, Polyphenole, Phytosterine) und Ballaststoffe. Diese Inhaltsstoffe kommen meistens weniger in tierischen Produkten vor oder es fehlt ihnen sogar gänzlich. Einzige Ausnahme ist Vitamin B12, welches sich hauptsächlich in Lebensmittel tierischen Ursprungs findet: Zusammen mit Vitamin B6 und Folsäure senkt es nämlich den Homocysteinspiegel.
Trans-Fettsäuren (z. B. in Frittiertem) und isolierte Fructose (z. B. in Diät-Getränken) können hingegen das kardiovaskuläre Risiko erhöhen, da sich diese Stoffe negativ auf die Blutfettwerte auswirken.

Es konnte übrigens widerlegt werden, dass das Nahrungs-Cholesterin (z. B. aus Eiern) das körpereigene Cholesterin erhöht.

Haben Veganer ein geringeres Risiko für Herz-Kreislauf-Erkrankungen?

Große Studien haben gezeigt, dass Veganer weniger häufig von Herz-Kreislauf-Erkrankungen betroffen sind.
Gleichzeitig haben sie aber auch einen niedrigeren BMI, Blutdruck und bessere Cholesterinwerte.
Veganer haben zumeist eine gesündere Lebensweise, weil sie einerseits seltener rauchen und Alkohol trinken und andererseits mehr Obst, Gemüse, Vollkornprodukte, Hülsenfrüchte und Nüsse konsumieren als der Durchschnittsbürger. Zudem bewegen sie sich vergleichsweise mehr.

All das muss berücksichtigt werden, damit man einschätzen kann, ob es wirklich die vegane Ernährung an sich ist, die vor Herz-Kreislauf-Erkrankungen schützt, oder ob es die genannten Faktoren sind, die Veganer aufgrund ihrer insgesamt gesünderen Lebensweise zeigen.
- Und das wurde es! Auch verglichen mit ebenfalls gesundheitsbewusst orientierten Mischköstlern, hatten Veganer ein geringeres Risiko für kardiovaskuläre Erkrankungen!

„Tierische Produkte und gesättigte Fettsäuren fördern Diabetes“

Hauptursache für die Entstehung von Diabetes Typ 2 ist Übergewicht. 80 % aller Erkrankten sind davon betroffen. Weitere Risikofaktoren sind:
Mit Zucker gesüßte Getränke und Lebensmittel mit einem hohen Glykämischen Index (GI). Manche Studien zeigen auch, dass Proteine aus Fleisch eine Insulinresistenz fördern. Milchprodukte werden hingegen mit einem geringeren Diabetesrate in Verbindung gebracht.
Dass Fett bzw. gesättigte Fettsäuren das Risiko erhöhen, konnte mittlerweile widerlegt werden.
Zu den Nahrungsmitteln mit einem hohen GI zählen z. B. Limonade, Weißbrot, Cornflakes oder süße Backwaren. Einen geringen GI haben hingegen Vollkornprodukte, Gemüse, Hülsenfrüchte, Nüsse, aber auch tierische Produkte.

Leiden Veganer weniger oft an Diabetes?

Im Vergleich zu Vegetariern und Mischköstlern haben Veganer das geringste Risiko für Diabetes Typ 2. Hauptgrund dürfte wohl das deutlich geringere Körpergewicht sein.

„Tierische Proteine übersäuern und führen dadurch zu brüchigen Knochen (Osteoporose)"

Osteoporose geht mit einer verringerten Knochenmasse, einer schlechteren Knochenstruktur und einem erhöhten Risiko für Knochenbrüche einher.

Auch wenn in den Köpfen der meisten Menschen noch starr der Gedanke festsitzt: „Milch macht die Knochen stark", gibt es auch immer mehr Menschen, die diese Aussage bezweifeln oder Milch(produkte) sogar für Osteoporose verantwortlich machen: „In Ländern mit hohem Milchkonsum herrscht die höchste Osteoporose-Rate." Aber warum ist das so? - Weil in diesen Ländern weniger die Sonne scheint.- Klingt komisch? Ich erkläre es dir:

Nicht nur ein Kalziummangel erhöht das Osteoporose-Risiko, sondern auch ein Mangel an Vitamin D (Sonne), Vitamin K und Proteinen. Aber auch ein erhöhter Proteinkonsum stellt einen Risikofaktor dar, ebenso wie zu viel Phosphor, Salz, Koffein, Alkohol und Nikotin, da sie den Körper „übersäuern"; d.h. zu einer erhöhten Ausscheidung von Kalzium führen. Außerdem fördern auch Bewegungsmangel, ein zu niedriger Östrogenspiegel und Untergewicht diese Erkrankung.

Milchgegner behaupten, dass der hohe Gehalt von Proteinen und Phosphor Milch(produkte) zu einem Kalziumräuber machen. Allerdings enthalten auch viele pflanzliche

Produkte viel Phosphor und Proteine (z. B. Hülsenfrüchte, Nüsse, Pilze) und zudem weitere Inhaltsstoffe, welche die Kalziumaufnahme hemmen: In Getreide, Hülsenfrüchten, Nüssen und Samen steckt Phytinsäure und auch die Oxalsäure aus Spinat, Mangold oder Roter Bete sorgt für eine schlechtere Bioverfügbarkeit.

Lediglich Obst und Gemüse ohne diese Antinährstoffe können mit der Bioverfügbarkeit von Milch- und Milchprodukten mithalten und bis auf wenige Ausnahmen (z. B. Broccoli, Grünkohl, Fenchel) haben diese einen sehr geringen Kalziumgehalt oder werden nur in kleinen Mengen verwendet (z. B. Petersilie).

Folgende Tabelle veranschaulicht, wie viel Kalzium tatsächlich aus verschiedenen Lebensmitteln aufgenommen werden kann:

Lebensmittel (100 g verzehrfertige Ware)	**Bioverfügbarkeit (in %)**	**Kalziumgehalt (in mg)**	**Tatsächlich resorbiertes Kalzium (in mg)**
Spinat	5	120	6
Kidneybohnen	19	30	6
Mineralwasser	36	35	13
Sojabohnen	31	80	25
Brokkoli	48	58	28
Sesam	4	780	31
Joghurt	28	130	36
Kuhmilch	33	120	40
Grünkohl	53	212	112
Cheddar-Käse	37	840	311

Haben Veganer stabilere Knochen?

Ein erhöhter Verzehr von Milchprodukten geht nicht automatisch mit einer erhöhten Knochenmasse und -dichte einher, wie zahlreiche Kohortenstudien zeigen. Veganer haben im Vergleich zu Vegetariern und Fleischessern dennoch einen schlechteren Knochenstatus und ein 30 %

höheres Risiko für Osteoporose-bedingte Knochenbrüche. Dies gilt allerdings nur für Veganer, die weniger als 525 mg Kalzium pro Tag zu sich nehmen.

„Tierische Produkte sind entzündungsfördernd und führen dadurch zu Rheumatoider Arthritis"

Rheumatoide Arthritis ist eine Autoimmunerkrankung, die schwere Gelenkschmerzen, verbunden mit erhöhten Entzündungswerten, hervorruft.

Besonders die Arachidonsäure, eine langkettige Omega-6-Fettsäure, gilt als entzündungsfördernd. Diese langkettige Omega-6-Fettsäure ist besonders in Fleisch, Fisch und Eiern (insbesondere wenn mit Getreide gefüttert) enthalten.

Die kürzerkettige Omega-6-Fettsäure aus Pflanzen, die sog. Linolsäure, wird allerdings im Körper ebenso in Arachidonsäure umgewandelt und fördert daher auch Entzündungen. Leider weisen die meisten pflanzlichen Lebensmittel sehr hohe Linolsäure-Konzentrationen auf.

Omega-3-Fettsäuren aus Fisch (EPA und DHA) und manchen pflanzlichen Nahrungsmitteln (α-Linolensäure) senken hingegen Entzündungsprozesse.

Des Weiteren wirken bestimmte Lektine aus Getreide und Hülsenfrüchten; insbesondere Weizen, Soja, Kidneybohnen und Erdnüssen entzündungsfördernd.

Ein weiterer Risikofaktor sind Lebensmittel mit einem hohen GI (Zucker, Weißmehl etc.): Diese erhöhen rasch und rapide den Blutzuckerspiegel und führen dadurch zu einer Verzuckerung (Glykierung) von Zellen und Geweben.

Man nennt diese „Verzuckerungsprodukte“ auch AGEs (Advanced Glycation Endproducts). Durch die Bindung von AGEs an Rezeptorproteine werden oxidativer Stress und Entzündungsreaktionen induziert.

Neben den genannten Omega-3-Fettsäuren zählen insbesondere Antioxidantien zu den Lebensmittel Inhaltsstoffen mit einer entzündungshemmenden Wirkung.

Folgende Tabelle zeigt dir die wichtigsten antioxidativ-wirksamen Substanzen und deren Vorkommen:

(Antioxidantien die hauptsächlich in pflanzlichen Lebensmitteln stecken sind grün markiert. Solche die sich sowohl in pflanzlichen, als auch in tierischen Produkten befinden sind orange.)

Antioxidantien	**Lebensmittel**
Vitamin A; bzw. Carotinoide	**Eigelb, Leber, Karotten, Kürbis, Paprika, Broccoli Süßkartoffeln**
Vitamin C	**Zitrusfrüchten, Kiwi, Paprika Kohl- und Blattgemüse**
Vitamin E	**Weizenkeime, Haselnüsse, Mandeln, Sonnenblumenkerne**
Eisen	**Innereien, Eigelb, Rindfleisch, Hirse, Hafer, Hülsenfrüchte, Ölsamen, grünes Blattgemüse**
Zink	**Innereien, Rindfleisch, Eigelb, Käse, Hafer, Linsen, Soja, Ölsamen**
Selen	**Innereien, Fisch, Paranüsse, Sesam, Steinpilze, Sonnenblumenkerne**

Sekundäre Pflanzenstoffe (Carotinoide, Phytoöstrogene, Phytinsäure, Polyphenole)	Karotten, Paprika, Soja, Leinsamen, Vollkorngetreide, Beeren, Weintrauben
Liponsäure	Innereien, Rindfleisch, Spinat, Broccoli, Tomaten
Ubichinon	Fleisch, Fisch, Eier, Pflanzenöl, Ölsamen, Hülsenfrüchte, Kohl
Omega-3-Fettsäuren	Fisch, Leinöl, Chiasamen, Hanfsamen, Walnüsse

Unterm Strich lässt sich festhalten:

Die meisten entzündungshemmenden Substanzen stecken in pflanzlichen Lebensmitteln. Gleichzeitig haben einige Nahrungsmittel, die besonders von Veganern vermehrt gegessen werden (z. B. Soja, Weizen, Pflanzenöle) ein entzündungsförderndes Potential.

Außer der Arachidonsäure in Fleisch, Fisch und Eiern enthalten tierische Lebensmittel keine entzündungsfördernden Substanzen.

Daraus kann man schließen, dass es darauf ankommt, was genau gegessen wird; man kann es in beiden Richtungen „falsch“ machen:
Also z. B. viel fettes Fleisch aus Massentierhaltung auf der einen Seite oder viel Sojaprodukte, Brot, Nudeln und Sonnenblumenöl auf der anderen Seite…

Leiden Veganer seltener an rheumatoider Arthritis?
Es gibt bislang keine Daten dazu, ob Veganer weniger häufig von entzündungsbedingten Erkrankungen, wie der rheumatoiden Arthritis betroffen sind, jedoch berichten Patienten davon, dass besonders Fleisch, aber auch Mais und Weizen akute Schübe bei ihnen auslösen.

„Purine aus Fleisch führen zu Gicht“

Ein stark erhöhter Harnsäurespiegel (Hyperurikämie) kann zu Gicht, einer ebenfalls rheumatischen Gelenkerkrankung führen. Purine, welche zwar ein wichtiger Bestandteil der DNA sind, kommen auch in unserer Nahrung vor und werden im menschlichen Organismus zu Harnsäure abgebaut. Zu viele Purine führen folglich zu Hyperurikämie. Oft wird auf tierische Nahrungsmittel „geschimpft“, dass sie doch so viele Purine enthalten, doch weisen auch viele pflanzliche Lebensmittel hohe Werte auf:

Hohe Purin-Konzentrationen pro Portion (>150 mg)		
Gemüse (300 g) Broccoli, Pilze, Rosenkohl, Spinat, Schwarzwurzeln	Hülsenfrüchte (100 g) Alle (z. B. Soja, Linsen, Bohnen, Erbsen etc.)	Fleisch/Fisch (150 g) Alle (z. B. Rind, Huhn, Hering)
Mäßige Purin-Konzentrationen pro Portion (>100 mg)		
Gemüse (300 g) Kohlrabi, Kopfkohl, Lauch	Vollkorngetreide (100g) Alle (z. B. Hirse, Naturreis, Haferflocken, Quinoa)	
Geringe Purin-Konzentrationen pro Portion (<100 mg)		
Gemüse/ Obst (300 g) z. B. Apfel, Banane, Karotte, Salat, Kartoffeln	Nüsse/Ölsamen (50g) Alle (z. B. Mandeln, Kürbiskerne, Leinsamen)	Milch(produkte) &Eier Alle (z.B. Käse, Joghurt…)

Wie man an der Tabelle auch erkennen kann, haben nicht alle tierischen Lebensmittel hohe Purinwerte: Milch(produkte) und Eier sogar nahezu null! Dagegen weisen proteinreiche pflanzliche Lebensmittel, wie Hülsenfrüchte, Pilze oder Broccoli sogar sehr hohe Konzentrationen auf.

Als Veganer deckt man seinen Eiweißbedarf jedoch ausschließlich über Pflanzenprotein und kommt damit oft auf höhere Purinmengen, als bei einer Mischkost.

Auch wenn in manchen Studien gezeigt werden konnte, dass sich pflanzliche Purine nicht so negativ auf das Risiko für Gicht auswirken, so konnte dennoch festgestellt werden, dass Veganer die höchsten Harnsäurekonzentrationen aufweisen. Fleischesser liegen auf Platz 2, Vegetarier und Pescetarier haben die geringsten Werte.

Dennoch muss beachtet werden, dass erhöhte Harnsäurewerte nicht automatisch zu Gicht führen. Das Risiko für diese Erkrankung hängt auch von der Fähigkeit ab, die Harnsäure wieder auszuscheiden, sowie von der körpereigenen Purinproduktion. Alkohol und Fructose hemmen beispielsweise die Ausscheidung und erhöhen gleichzeitig die endogene Synthese. Auch Übergewicht begünstigt die Entstehung von Gicht.

Darüber hinaus sind erhöhte Harnsäurewerte aber auch deshalb ungünstig, weil sie zur Bildung von Harnsteinen führen können.

„Milch verschlechtert das Hautbild und verschleimt“

Es konnte in einigen Studien tatsächlich festgestellt werden, dass Milch(produkte) Akne und Neurodermitis fördern. Menschen mit geringerem Milchkonsum neigen weniger zu diesen Hautproblemen. Das liegt vermutlich daran, dass Milch zu den häufigsten Nahrungsmittelallergenen zählt.

Das hohe Allergiepotential der Milch erklärt übrigens auch, dass einige Menschen berichten, dass sie sich nach Milchkonsum „verschleimt“ fühlen oder zu Schnupfen neigen (Reaktionen der Bronchien bzw. im Hals-Nasen-Ohrenbereich).

1.3 Nährstoffversorgung bei veganer Ernährung

Auch beim Thema Nährstoffversorgung streiten sich die Geister:
„Fleischesser" haben häufig immer noch das Bild vom abgemagerten, blassen veganen Hippie, dem es an Eisen und Proteinen mangelt. Demgegenüber stehen Veganer, die behaupten ihre Ernährung sei die nährstoffreichste und gesündeste.
Doch wie steht es tatsächlich um die Nährstoffversorgung der beiden Fraktionen?
Dies untersuchte die EPIC-Studie, eine der bekanntesten und größten europäischen Studien, an 34.000 Fleischessern, 10.000 Fischesser, 19.000 Lakto-Ovo-Vegetarier und 2.600 Veganer aus zehn Ländern über mehrere Jahre.

Zunächst stelle ich dir die Nährstoffe vor, bei denen eine unzureichende Bedarfsdeckung bei Veganern und zum Teil auch bei den anderen Gruppen gefunden worden ist:

- **Vitamin D**

Wie nicht anders zu erwarten war: Egal mit welcher Ernährungsform; es wird viel zu wenig Vitamin D aufgenommen. Dabei muss aber beachtet werden: Die Empfehlungen sind über die normale Ernährung auch gar

nicht erreichbar. Und das müssen sie auch nicht: Größtenteils (und bestenfalls) deckt der Körper seinen Vitamin D-Bedarf selbst: Bei ausreichender Sonnenlichtbestrahlung bildet man über die Haut Vitamin D in der richtigen Menge. Doch wie sieht die Realität der deutschen Durchschnittsbevölkerung aus? Wie oft sind wir noch im Freien und zeigen unsere nackte Haut dabei? - Vielleicht mal ein paar Tage im Sommerurlaub; und dann wird auch noch fleißig Sonnencreme aufgetragen, welche die Vitamin D-Aufnahme wieder behindert!
Zudem reicht in unseren Breitengraden im Frühling, Herbst und Winter die Sonnenexposition ohnehin nicht aus! Entweder wir tanken unsere Speicher im Sommer durch tägliches Sonnenbaden und Fliegen im Winter in den Süden oder wir sollten zu Nahrungsergänzungsmittel greifen.

- **Vitamin B12**

Veganer erreichen die empfohlenen 3 µg Vitamin B12 bei weitem nicht. Auch Vegetarier sind mit rund 2,5 µg relativ schlecht versorgt. Fleischesser können hingegen glänzen:
Sie schaffen sogar mehr als das doppelte der Empfehlungen (ca. 7 µg)!
Da Vitamin B12 in nahezu keinem pflanzlichem Lebensmittel in ausreichender und bioverfügbarer Form vorhanden ist,

sollten Veganer dieses Vitamin über Nahrungsergänzungsmittel zu sich nehmen.

- **Kalzium**

Während sowohl Fleischesser als auch Vegetarier knapp die empfohlenen 1000 mg Kalzium erreichen, so kommt der Durchschnittsveganer leider nur auf die Hälfte des Bedarfs (ca. 600 mg). Das zeigt sich auch im erhöhten Frakturrisiko von Veganern.
Unter einer bedachten Lebensmittelauswahl (z. B. viel grünes Blattgemüse) lässt sich die Kalziumaufnahme aber auch rein pflanzlich optimieren.

- **Eisen**

In der EPIC-Studie konnte gezeigt werden, dass Männer und Frauen – egal mit welcher Ernährungsform (Allesesser, Vegetarisch oder Vegan) – durchschnittlich 13 mg Eisen täglich aufnehmen. Damit übertreffen Männer die für sie empfohlene Tageszufuhr von 10 mg locker. Frauen haben hingegen einen höheren Bedarf von 15 mg und leiden daher häufig unter einem Eisenmangel (zu niedrige Eisenspeicher). Veganerinnen sind sogar viermal so häufig betroffen wie weibliche Mischköstler. Ursache dafür ist vor allem die geringere Bioverfügbarkeit von veganen Eisenquellen, wie Samen, Nüssen, Hülsenfrüchten oder Getreide.

Gut verwertbares pflanzliches Eisen gibt es aber auch; z. B. in grünem Gemüse, Pilzen oder Himbeeren. Durch Vitamin C kann die Aufnahme zusätzlich gesteigert werden.

- **Zink**

Veganer haben mit rund 7 mg die geringste Zinkzufuhr. Da Zink aus Pflanzen ohnehin schlechter aufgenommen wird, kann man bei dieser Zahl schon von einem Mangel sprechen, wenn man von einer idealen Zufuhr von 7-10 mg ausgeht. Auch Vegetarier sind nur gering besser versorgt. Fleischesser erreichen dagegen die Empfehlungen mit ca. 9 mg Zink am Besten. Die schlechtere Versorgung zeigt sich auch in einem niedrigeren Blutwert für Zink bei Menschen mit einer pflanzlichen Ernährung.
Ich empfehle Veganern mindestens die doppelte Zufuhr (z. B. durch Ölsamen oder Hülsenfrüchten) zu sich zu nehmen, um die schlechte Verwertbarkeit zu kompensieren.

Folgende Nährstoffe wurden zwar in der EPIC-Studie nicht untersucht, ich möchte sie aber dennoch kurz ansprechen, da häufig auch hier ein Mangel vorliegt:

- **Jod**

Sowohl in der Gesamtbevölkerung (ca. 30%), als insbesondere auch bei Veganern (z. T. über 80%)

herrscht eine Mangelversorgung an Jod, auch wenn sich der Status seit Einführung von jodiertem Salz bereits verbessert hat.
Eine alternative Jodquelle wären Meeresalgen.

- **Omega-3-Fettsäuren**

Die Gesamt-Zufuhr von Omega-3-Fettsäuren ist bei Veganern, Vegetariern und Fleischessern ähnlich und eigentlich ausreichend laut offizieller Empfehlungen. Allerdings wird bei einer rein pflanzlichen Ernährung einerseits nur die α-Linolensäure aufgenommen, die erst in ihre langkettigen „Verwandten“ EPA und DHA umgewandelt werden muss. Gleichzeitig nehmen Veganer am meisten Omega-6-Fettsäuren auf, welche zusätzlich eine hemmende Wirkung auf die Umwandlungsrate der α-Linolensäure hat. Das zeigt sich leider auch in den niedrigeren EPA- und DHA-Blutwerten von Veganern.

Kein Unterschied in der Versorgung konnte bei folgenden Nährstoffen festgestellt werden:

- **Vitamin B2**
- **Niacin**
- **Vitamin B6**
- **Kalium**

Besser als alle anderen Gruppen versorgt sind Veganer mit:

- **Vitamin B1**
- **Vitamin C**
- **Vitamin E**
- **Folsäure**
- **Magnesium**

Außer bei Vitamin E (ca. 12 mg Zufuhr vs. 15 mg Bedarf bei Nicht-Veganern) erreichen aber dennoch alle Ernährungsformen die Zufuhrempfehlungen.

Auch wenn sie (bisher) nicht als essentiell gelten:
Mit Ballaststoffen und sekundären Pflanzenstoffen sind Veganer weit besser versorgt als die Anhänger aller anderen Ernährungsformen, da diese Inhaltsstoffe ausschließlich in pflanzlichen Lebensmitteln stecken.
Diese sorgen nicht nur für eine bessere Darmgesundheit, sondern können durch ihre antioxidativen, antimikrobiellen oder entzündungshemmenden Eigenschaften auch viele Krankheiten, wie Krebs oder Herzerkrankungen vorbeugen.

Hier noch mal die Mangel-Nährstoffe übersichtlich in einer Tabelle:

(⇓= leichter Mangel - ⇓⇓= starker Mangel)

	Fleischesser	**Vegetarier**	**Veganer**
Vitamin D	⇓⇓	⇓⇓	⇓⇓
Vitamin B12		⇓	⇓⇓
Kalzium			⇓⇓
Eisen	⇓ (nur bei Frauen)	⇓ (nur bei Frauen)	⇓ (nur bei Frauen)
Zink		⇓	⇓
Vitamin E	⇓	⇓	
Jod	⇓	⇓	⇓⇓
Omega-3-FS		⇓	⇓⇓

1.4 Vegane Ersatzprodukte unter der Lupe

Leider besteht die typische Ernährung eines Veganers oft nicht nur aus Obst, Gemüse und Getreidekörnern, sondern es wird sich auch fleißig an Fleisch- und Milchersatzprodukten bedient. Diese sind allerdings alles andere als gesund. Besonders konventionelle Alternativen haben eine Zutatenliste über mehrere Zeilen, die teilweise unaussprächliche Aroma- und Zusatzstoffe beinhaltet.

Außerdem überschreitet man bereits mit 200 g dieser „Nahrungsmittel" die tägliche empfohlene Salzzufuhr ca. 3 – 4 g. Diese Menge entspricht lediglich einem Tofuschnitzel!

Allerdings schneiden die pflanzlichen Produkte auch nicht zwingend schlechter ab, als verarbeitete tierische Produkte, wie du an folgenden Produktbeispielen erkennen kannst:

Bratwürstchen (konventionell)	**Zutaten**	**Salz (pro 100 g)**
Vegan	Wasser, isoliertes Sojaprotein (8,9%), Rapsöl, texturiertes Sojaprotein (6,6%), Weizenprotein (Gluten), vegane Aromen, Reismehl, Salz, Geliermittel: Carrageen, Gewürze (Majoran, Knoblauch, schwarzer Pfeffer), Emulgator: Methylcellulose, Citrusfaser, Verdickungsmittel: Konjak-Glukomannan	1,8 g
Original	Schweinefleisch (87%), Trinkwasser, jodiertes Speisesalz (Speisesalz, Kaliumjodat), Gewürze, Dextrose, Stabilisatoren: Diphosphate; Zwiebeln, Antioxidationsmittel: Ascorbinsäure; Knoblauch, Schweinedarm	2,0 g

Noch schlechter schneidet der vegane Käseersatz ab: Im Gegensatz zu „echtem“ Käse, der meist nur aus Milch, Salz, Milchsäurebakterien und Lab besteht und gleichzeitig eine reichliche Quelle für Kalzium und Eiweiß darstellen kann, gleicht die pflanzliche Alternative dem Nährstoffgehalt einer Pappschachtel.

<u>Zutaten und Nährwerte eines pflanzlichen Käseersatz-Produkts:</u>

Zutaten

Wasser, Kokosöl ungehärtet (22%), Kartoffelstärke, Stabilisator: modifizierte Stärke, Meersalz, emulgierendes Salz: Nattriumpolyphosphat, vegane Aromen, Konservierungsstoff: Sorbinsäure, Farbstoff: Beta-Carotin

Nährwerte pro 100g

Brennwert	1167 kJ / 281 kcal
Fett	21,9g
- davon gesättigte Fettsäuren	20g
Kohlenhydrate	21g
- davon Zucker	<0,1g
Eiweiß	<0,1g
Salz	2,3g

Ein weiteres Argument gegen die Verwendung von Fertigprodukten (pflanzlich und tierisch) ist, dass in diesen in vielen Untersuchungen immer wieder erhöhte Fettschadstoffe, Weichmacher, Pestizide, Mineralöle und gentechnisch veränderte Bestandteile nachgewiesen werden konnten.

1.5 Schadstoffe in tierischen vs. pflanzlichen Lebensmitteln

Schadstoffe in tierischen Lebensmitteln

Es gibt Umweltschadstoffe, die sich im Körper von Tieren (und auch Menschen), besonders im Fettgewebe, anreichern. Daher ist die Belastung mit diesen Substanzen in tierischen Lebensmitteln in der Regel deutlich höher als in pflanzlichen. Ein Beispiel dafür sind Dioxine. Diese lassen sich besonders in fettreichen Milchprodukten, Fisch, Innereien und Eiern nachweisen.

Auch in unserem Körper selbst können sich diese Schadstoffe ansammeln. Daher stellen Dioxine auch dann eine Gefahr dar, wenn sie unter den gesetzlich festgelegten Höchstwerten aufgenommen werden. Dioxine gelten als krebserregend, leberschädigend und können das Hormonsystem durcheinander bringen.

Bestimmte Fischarten können zusätzlich reichlich mit Schwermetallen, wie Methyl-Quecksilber belastet sein. Besonders fettreiche Raubfische, wie Aal, Rotbarsch, Schwertfisch, Heilbutt, Hecht oder Thunfisch weisen oft extrem hohe Konzentrationen des toxischen Schwermetalls auf.

Schadstoffe in pflanzlichen Lebensmitteln

Einige Schadstoffe kommen allerdings auch wesentlich im Pflanzenreich vor:
Dazu gehören z. B. Aflatoxine (besonders in Nüssen), Arsen (vor allem in Reis) oder Cadmium (z. B. in Leinsamen). Bei hohem Konsum von Gemüse, Obst und Getreide aus konventionellem Anbau stellen auch die darin enthaltenen Pestizide eine nicht unerhebliche Gesundheitsgefahr dar. Tierische Lebensmittel schneiden bei diesen Schadstoffen besser ab.

1.6 Hormone und Antibiotika in tierischen Produkten

Tiere haben wie Menschen von Natur aus Hormone in ihrem Körper. Diese können über das Blut transportiert werden und befinden sich daher auch in tierischen Lebensmitteln (Fleisch, Fisch, Milch, Eier).

Besonders hohe Konzentrationen finden sich in Milch(produkten), da die Kühe trächtig sein müssen um Milch zu geben. So stammen ca. 70 % der exogen aufgenommenen Östrogene und Progesterone eines Erwachsenen aus Kuhmilch. Diese „natürlichen" Hormone werden aber bei geringen Verzehr (bis zu 250 g Milch) als unbedenklich angesehen, da sie nur einen Bruchteil der normalen Eigenproduktion des Körpers ausmachen und auch wieder schnell abgebaut werden. Deutlich problematischer können hingegen synthetische Hormone sein, da diese anders verstoffwechselt werden und mit unseren körpereigenen Hormonen interagieren können.

Der Einsatz von synthetischen Hormonen zu Mastzwecken ist seit 1988 in der Europäischen Union (EU) verboten. Allerdings dürfen diese immer noch zu therapeutischen Zwecken (z. B. zur Behandlung von Fruchtbarkeitsstörungen) und unter Einhaltung gewisser Wartezeiten zwischen Hormongabe und Schlachtung eingesetzt werden. Außerhalb der EU werden diese Arzneimittel, welche sogar als potentiell toxisch eingestuft werden, leider immer noch standardmäßig den Tieren verabreicht. Zwar existieren Einfuhrbeschränkungen und Rückstandskontrollen, allerdings können Spuren oder lückenhafte Kontrollen wahrscheinlich nie vermieden werden. Greift man zu Bioprodukten ist man generell auf der besseren Seite, da hier die Anwendung von Hormonen und anderen Arzneimitteln (z. B. Antibiotika) stärker beschränkt und überwacht wird.

Eine weitere Quelle für hormonell wirksame Substanzen in tierischen Lebensmitteln sind Schimmelpilzgifte mit östrogener Wirkung (z. B. Zearalenon), wenn die Tiere kontaminiertes Futter fressen.

Auch Antibiotika-Rückstände können in allen tierischen Lebensmitteln enthalten sein. Das BfR (Bundesinstitut für Risikobewertung) hält diese Rückstandsgehalte zwar für unbedenklich, ich betrachte jedoch jegliche Antibiotikaspur als äußerst kritisch, da dieses Arzneimittel unsere Darmflora nachhaltig zerstören kann.

2. Rohkost-Ernährung

Auch wenn sich viele Menschen unter dem Begriff „Rohkost-Ernährung“ nur eintöniges Knabbern von Möhren oder Salat vorstellen können, so sieht es auf den Tellern von Rohköstlern meist doch viel bunter aus. Und auch innerhalb dieser Ernährungsform wird oft sehr unterschiedlich gegessen. Daher stelle ich dir mal ein paar Rohkost-Varianten kurz vor:

2.1 Rohkost-Formen im Überblick

Früchterohkost (nach Helmut Wandmaker)

In der sogenannten „Sonnenkost“ nach Helmut Wandmaker besteht der Großteil der Ernährung aus rohen Früchten (über 75 %). Die Kost ist sehr fett- und proteinarm, da sie maximal 5 % Nüsse erlaubt. Der restliche Anteil (20%) macht Gemüse aus. Jegliche tierische Produkte, sowie Getreide oder Gewürze sind komplett verboten. Der Rohkostpionier lebte zwar relativ lange (er wurde 91 Jahre alt), starb aber 2007 in Folge einer Mangelernährung.

Urkost (nach Franz Konz)

Franz Konz nahm an, dass der Mensch noch immer das Verdauungssystem der Menschenaffen hat und sich folglich hauptsächlich von grünen Blättern und tropischen Früchten ernähren sollte – ergänzt durch ein wenig Insekten, Nüsse und Samen. Diese Lebensmittel sollten ohne Anbau und Zucht auskommen; also aus Wildwuchs stammen. Fleisch, Fisch oder Milchprodukte, aber auch Wasser und Salz dürfen in die Urkost-Ernährung nicht konsumiert werden.

Instincto-Rohkost (nach Guy-Claude Burger)

Im Gegensatz zu den bereits vorgestellten Rohkostformen, sind in der Instincto-Ernährung auch tierische Produkte (rohes Fleisch, Fisch und Eier) erlaubt. Lediglich Milch(produkte) werden abgelehnt. Man soll lernen, auf seinen Geruchs- und Geschmackssinn zu hören und nur das und auch nur so viel davon essen, bis man genug davon hat. Erst dann darf ein weiteres Lebensmittel gegessen werden. Die Nahrung darf weder gemischt noch gewürzt werden, weil sonst dieser Instinkt nicht mehr funktioniert.

Gourmet-Rohkost

Die Gourmet-Rohkost ist eine relativ neue Rohkostform und zeichnet sich dadurch aus, dass sie sich stark an bekannten gekochten Gerichten orientiert.
Es wird viel mit Küchengeräten gearbeitet (z. B. Mixer, Dörrgerät) und reichlich gewürzt. So entsteht aus Samen, getrockneten Tomaten und „Käse“ aus Cashewkernen eine Pizza oder aus Nüssen, Trockenfrüchten und einer Glasur aus Kakao, Agavendicksaft und Kokosöl ein raffinerter Kuchen.
In den meisten Fällen wird diese Rohkostform ohne tierische Lebensmittel praktiziert und findet sich mittlerweile sogar in Supermärkten und Restaurants wieder.

Gerade weil es so viele verschiedene Rohkost-Formen gibt, gestaltet sich eine eindeutige ernährungsphysiologische Bewertung sehr schwierig. Allerdings kann ich auf Vor- und Nachteile einzelner roher Lebensmittel (besonders bei höherem Konsum) und auf die Rohkost-Ernährung insgesamt eingehen.

2.2 Vorteile der Rohkost-Ernährung

Schadstoffe die beim Erhitzungsprozess entstehen

Besonders bei trockenen, sehr heißen (über 120°C) und langen Zubereitungen (Braten, Grillen, Backen, Frittieren) entstehen neben erwünschten Aroma- und Farbstoffen viele unerwünschte Schadstoffe:

– Trans-Fettsäuren

Vor allem beim Erhitzen von Ölen mit mehrfach ungesättigten Fettsäuren können die empfindlichen Fettsäuren oxidieren, was viele gesundheitliche Probleme mit sich bringt. Es entstehen Transfettsäuren, welche das Risiko für koronare Herzkrankheiten signifikant erhöhen.

– Polyzyklische Aromatische Kohlenwasserstoffen (PAK)

PAK entstehen bei der unvollständigen Verbrennung von organischem Material. Bei der Zubereitung von Lebensmitteln wie Grillen, Rösten, Braten, Backen und Räuchern (z. B. Räuchertofu) entwickeln sich diese krebserregenden Stoffe.

– Maillard-Produkte (z. B. Acrylamid)

Bei der Maillard-Reaktion, einer nicht-enzymatischen Bräunungsreaktion, reagieren bestimmte Aminosäuren und Kohlenhydraten unter Wärmeeinwirkung miteinander. Dadurch entstehen neue Verbindungen, die für die charakteristische Braunfärbung und das typische, geschmacksintensive Aroma von Gebratenem, Gebackenem und Geröstetem sorgen (z.B. Brot, Pommes, Kekse, gebratenes Steak etc.). Viele dieser Maillard-Produkte, wie Acrylamid, sind allerdings äußerst schädlich: Sie wirken krebserregend und erbgutverändernd.

– Hydroxymethylfurfural (HMF)

HMF entsteht bei der thermischen Zersetzung von Kohlenhydraten; insbesondere von Mono- und Disacchariden (Glucose, Fructose, Saccharose, Laktose). Besonders hohe Gehalte haben Produkte mit karamellisiertem Zucker, aber auch Honig, Konfitüre und Fruchtsäfte können hohe Werte aufweisen. Auch HMF hat ein krebserzeugendes sowie erbgutschädigendes Potential.

Geringerer Nährstoffverlust

– Vitamine

Durch den Garprozess (besonders Kochen, Braten und Backen) gehen 10 – 100 % der wasserlöslichen Vitamine verloren. Besonders anfällig sind Vitamin C, Vitamin B1 und Folsäure.

– Sekundäre Pflanzenstoffe

Zudem sind die meisten wertvollen sekundären Pflanzenstoffe sehr empfindlich gegenüber Hitze.
Und dabei haben gerade Glucosinolate (z. B. in Kohlgemüse) oder Monoterpene (z. B. in Zitrusfrüchten), antikanzerogene und antimikrobielle Eigenschaften, von denen wir nur in rohen Lebensmitteln profitieren können.

– Proteine

Zwar gehen durch Erhitzung Proteine nicht wirklich „verloren", allerdings gibt es Aminosäuren (z. B. Methionin und Lysin), bei denen ab ca. 120°C ihre Funktionsfähigkeit abnimmt.

– Fette

Bei den Fetten gelten besonders mehrfach ungesättigte Fettsäuren als „empfindlich" (Omega 3 und 6): Vor allem beim Erhitzen von Ölen mit hohem Anteil dieser Fettsäuren können diese oxidieren, was nicht nur Transfettsäuren entstehen lässt, sondern auch die essentiellen Fettsäuren (α-Linolensäure und Linolsäure) unbrauchbar macht.

Kein Junkfood

Indem man sich auf die Rohkost-Ernährung beschränkt, ist es sozusagen ausgeschlossen, dass man sich mit dem, meiner Meinung nach, größtem „Ernährungsmüll" zustopft.
Es fallen automatisch weg:

- Zucker, Weißmehl
- Dosennahrung, Fertiggerichte
- Zusatzstoffe (Geschmacksverstärker, Emulgatoren etc.)

Bessere Sättigung -Vermeidung von Übergewicht

Kennst du das? Eigentlich hast du reichlich gegessen und fühlst dich nach einer Mahlzeit gut gesättigt. Und trotzdem bekommst du Gelüste(meist nach etwas Süßem wie Schokolade oder Eis). Nach einer Rohkost-Mahlzeit ist mir dieses Verlangen allerdings gänzlich unbekannt. Ich fühle mich einfach nur gesättigt; und zwar auch viel schneller (auch bei weniger Kalorien) als bei Gekochtem.
Besonders für Menschen, die mit Übergewicht zu kämpfen haben, kann dies ein äußerst relevanter Aspekt sein.

Wenn du also gerne etwas Gewicht verlieren möchtest, solltest du möglichst viel Rohkost integrieren. Durch die Vermeidung von Übergewicht sinkt auch das Risiko für die meisten Zivilisationserkrankungen, wie Krebs, Diabetes, Herz-Kreislauferkrankungen usw.

2.3 Nachteile der Rohkost-Ernährung

Lebensmittelvergiftungen

– Mikrobielle Kontamination

Das Garen von Lebensmitteln kann uns vor potenziellen Lebensmittel-Vergiftungen schützen. So werden viele Krankheitserreger erst durch Erhitzen abgetötet. Und nein, nicht nur in rohen Eiern und Rohmilch können sich Salmonellen, Listerien oder Shigatoxine befinden:

Diese Bakterienstämme tauchen auf allen Lebensmitteln auf, die fäkal kontaminiert wurden. Da Gemüse, Saaten etc. oft mit Tierkot gedüngt werden und es sich auch in der freien Natur nicht vermeiden lässt, dass hier und da ein Wildtier seinen Bedürfnissen nachgeht, kann auch Rohkost belastet sein. Besonders anfällig sind hier Sprossen. Denn wie auch sie lieben die pathogenen Mikroorganismen eine warme, feuchte Umgebung für ein optimales Wachstum.

Außerdem sind insbesondere rohes Fleisch, Fisch und Wildpflanzen oft eine Quelle von Parasiten. Diese Kleinstlebewesen können sich in unserem Organismus ansiedeln, unsere Organfunktionen schädigen und uns wichtige Nährstoffe entziehen.
Bei pflanzlichen Lebensmitteln lassen sich pathogene Bakterien und Parasiten zwar durch gründliches waschen noch verringern, diese Maßnahme ist allerdings nicht möglich (oder unüblich) bei Produkten wie Gewürzen, Rohkostpulvern (z. B. Weizengras) oder Trockenfrüchten.

– Überlastung mit „natürlichen“ Inhaltsstoffen

Obwohl vielen sekundären Pflanzenstoffen, wie Carotinoiden oder Flavanoiden positive Effekte für die Gesundheit zugesprochen werden, gibt es auch einige die sich schädlich auswirken können – vor allem wenn wir zu viel davon essen. Und da die meisten sekundären Pflanzenstoffe hitzeempfindlich sind, ist eine Überlastung mit diesen bei einer reinen und insbesondere einseitigen Rohkost-Ernährung eher möglich.
So sehe ich den übermäßigen Gebrauch von Leinsamen, wie sie oft in Rohkost-Crackern verwendet werden kritisch: Leinsamen beinhalten Blausäure, welche überdosiert sogar tödlich ist! Ein weiteres Beispiel wären Saponine aus z.B. Spinat oder Roter Bete: Diese wirkt unter anderem hämolytisch (Zerfall von roten Blutkörperchen).

Viele Rohköstler meinen auch, dass sie durch das Keimen von Hülsenfrüchten (z. B. Linsensprossen) die darin enthaltenen giftigen Bestandteile (z. B. Lektine) entfernen. Das stimmt so aber nicht: Sie werden lediglich reduziert. In kleineren Mengen genossen mag das zwar noch nicht schaden, mehr davon schädigt allerdings nachhaltig unsere Darmschleimhaut.

– Vergiftung vs „Entgiftung"

Typische Symptome einer Lebensmittelvergiftung (mikrobiell oder durch sekundäre Pflanzenstoffe) sind Schwäche, Übelkeit, Durchfall, Bauch- Kopf- und Muskelschmerzen. Leider deuten viele Rohköstler diese Anzeichen als „Entgiftungssymptome". Ihr Argument dafür lautet: „Der Körper wolle sich nur von gekochter Nahrung reinigen..."

Zu viel Fett (bzw. das „Falsche")

Besonders in der „Gourmet-Rohkost" sind Fette in Form von Nüssen, Samen und Ölen ein großer Bestandteil der Ernährung. Doch bergen diese Fettmengen und Fettqualitäten auch einige Risiken:
Obwohl hohe Temperaturen die Oxidation von Fettsäuren begünstigen, ist dieser Prozess auch bei unerhitzter Kost möglich. Oxidationsvorgänge entstehen nämlich auch durch

Licht oder Sauerstoff und im eigenen Körper. Vor allem die mehrfach ungesättigten Fettsäuren „PUFA“ (z. B. in Sonnenblumenkern(öl), Leinsamen(öl), Walnuss(öl) etc.) sind dafür sehr anfällig. Um diese Fettoxidation zu kompensieren benötigt der Körper ein Vielfaches an Vitamin E (pro Gramm PUFA: +0,5 mg Vitamin E). Dies ist oft jedoch schwer zu erreichen. Dieser oxidative Stress kann Alterungsprozesse fördern.

Des Weiteren weisen die meisten pflanzlichen Fettquellen einen Überschuss an Omega-6-Fettsäuren auf und bieten nur wenig der ebenfalls essentiellen Omega-3-Fettsäuren. Dadurch wird die Aufnahme der letzteren gehemmt und Entzündungsprozesse werden begünstigt.

Will man seine Rohkost-Ernährung dennoch mit viel Fett gestalten, so sollte man auf stabilere Fettsäuren, wie gesättigte und einfach ungesättigte Fettsäuren setzen (z. B. Kokos, Macadamia, Mandeln, Haselnuss, Oliven, Avocado, Rapsöl).

Zu viele Früchte

Auch eine reine Früchte-Rohkost kann sich negativ auf die Gesundheit auswirken:

Ein zu viel an Fruchtzucker überlastet auf Dauer die Leber.

Zudem wird das hier käufliche Obst meist unreif geerntet. Dies kann Verdauungsstörungen verursachen und Zahnprobleme fördern.
Baut man nicht gleichzeitig reichlich Gemüse, Sprossen, Samen etc. in die Ernährung mit ein, kann es zu einem Defizit einiger wichtiger Nährstoffe kommen:
Früchte liefern zwar reichlich z. B. Vitamin A und C, aber vergleichsweise wenig B-Vitamine, Mineralstoffe und Proteine.

Schlechtere Verwertung von Nährstoffen

Zwar enthält Rohkost durch das Verzichten auf Erhitzung tendenziell mehr Vitamine und sekundäre Pflanzenstoffe; dennoch sagt dies nichts über die Bioverfügbarkeit dieser Mikronährstoffe aus.
Werden kleine Samen (z. B. Leinsamen) einfach so gegessen, landen sie in dem gleichen Zustand auch wieder in der Toilette. Von den wertvollen B-Vitaminen oder Omega-3-Fettsäuren hat man dadurch nichts. Das Schroten der Samen löst dieses Problem.
Aber auch in aufgeschlossener Form bleibt uns der Großteil der darin enthaltenen Mineralstoffe (z. B. Eisen, Kalzium, Zink) verwehrt, da die im Samen gespeicherte Phytinsäure die Aufnahme behindert. Einweichen, Ankeimen und Fermentieren könnte diesen Effekt begrenzen:

Reduzierung des Phytinsäuregehalts in Samen durch verschiedene Küchentechniken:

Küchentechnik	Senkung des Phytinsäuregehalts
Ganze Samen einweichen	-12 %
Gemahlene Samen einweichen	-19 %
Keimen	-40 %
Fermentieren	-88 %

Hohe Gehalte an Polyphenolen und Ballaststoffen wirken sich ebenfalls negativ auf die Ausnutzung der Nährstoffe aus. Die Verwertung wird durch Zellulose, die in manchen Pflanzen (z. B. Wurzelgemüse, Kohl) reichlich vorkommt, zusätzlich eingeschränkt. Deshalb fühlt man sich nach dem Verzehr größerer Mengen von z. B. Karotten am Stück auch so voll. Erhitzt man diese Pflanzen, werden die harten Zellwände aufgebrochen und die Aufnahme der Carotinoide verdoppelt sich. Eine rohköstliche Lösung stellt das Zerkleinern dar (z. B. raspeln, pürieren); dadurch kann die

Bioverfügbarkeit gekochter Möhren sogar noch getoppt werden.
Auch wenn ab 120°C manche Aminosäuren einen Funktionsverlust erleiden, so ist es Fakt, dass sich grundsätzlich eine Erhitzung positiv auf die Verwertung von Proteinen auswirkt. Denn dadurch denaturieren die Proteine (zwischen 50° -100°C), komplexe Strukturen lösen sich auf (die Funktionen bleiben jedoch erhalten!) und unser Körper kann auf die Aminosäuren einfacher zugreifen. Das gleiche würde übrigens auch im Magen mit den Proteinen geschehen, da hier der saure Magensaft für eine Denaturierung sorgen würde.
Ein weiterer Punkt, der für eine bessere Ausnutzung der Nahrungsproteine in gekochtem Essen sorgt, ist der Abbau von Protease-Inhibitoren durch Hitzeeinwirkung. Diese Antinährstoffe aus Hülsenfrüchten, Getreide, Süßkartoffeln und Eiklar hemmen nämlich körpereigene Verdauungsenzyme, die zur Proteinverdauung benötigt werden.

Energie- und Nährstoffmangel – Untergewicht

Rohe Nahrung füllt durch das große Volumen, sowie dem hohen Ballaststoff- und Wassergehalt den Magen.
Gleichzeitig ist Rohkost (vor allem Gemüse) relativ kalorienarm, wodurch es sehr einfach ist, weniger zu essen als man verbraucht und abzunehmen. Das mag für den ein

oder anderen positiv klingen, aber auf Dauer kann das zu einem gefährlichen Untergewicht führen. Mit geringerer Essensmenge steigt zudem das Risiko, zu wenig Nährstoffe (vor allem B-Vitamine, Mineralstoffe und Proteine) aufzunehmen.
Bei der „Gourmet-Rohkost" ist es zwar einfacher, die benötigte Kalorienzahl zu erreichen (oder sogar zu viel davon), aber ungünstige, hochprozentige Fett-Zucker-Zusammensetzungen, sind nicht gerade förderlich für die Gesundheit.

Mangelnde Individualität

Heutzutage leiden sehr viele Menschen an Nahrungsmittel-Intoleranzen (z. B. gegen Fructose, Histamin etc.) und dem Reizdarmsyndrom.
Die meisten typischen Rohkost-Lebensmittel fallen für diese Personen weg:

- Fructose: Obst, Trockenfrüchte, Säfte, Smoothies
- Histamin: Spinat, Tomaten, Bananen, Zitrusfrüchte, Nüsse
- Reizdarm: Ballaststoffreiches, Fructosereiches, Hülsenfrüchte, Kohl,…

Wenn diese Nahrungsmittel trotzdem gegessen werden, entstehen Verdauungsprobleme, welche einer der häufigsten

Gründe sind, warum Menschen diese Ernährungsform wieder beenden.

2.4 Tatsächlicher Gesundheitszustand von Rohköstlern

Es gibt bislang kaum wissenschaftliche Studien zu den langfristigen Auswirkungen einer Rohkost-Ernährung. Einer der wenigen, aber doch recht aussagekräftigen Untersuchungen, ist die sogenannte „Gießener Rohkost-Studie“, welche in den 1990er Jahren mit rund 200 Personen durchgeführt wurde.
Nach 10 Jahren (2003) hatte der Großteil der Studienteilnehmer die Rohkosternährung abgebrochen.
Übrig blieben lediglich 73 Rohköstler (Rohkost-Anteil über 70 %), von denen sich 2/3 vegetarisch ernährte.
Knapp 1/3 der Studienteilnehmer lebten nach einer Mischung verschiedener Rohkostformen.
Reine Früchterohkost und die Instincto-Rohkost waren mit jeweils 10 % strenger Anhänger sehr beliebt. Dies spiegelte sich auch in der Lebensmittelauswahl wider, welche zum Großteil aus rohem Obst bestand.

Folgende Grafik zeigt, welche Lebensmittelgruppen die Teilnehmer der Gießener Rohkost-Studie in welchen Mengen durchschnittlich am Tag verzehrten:

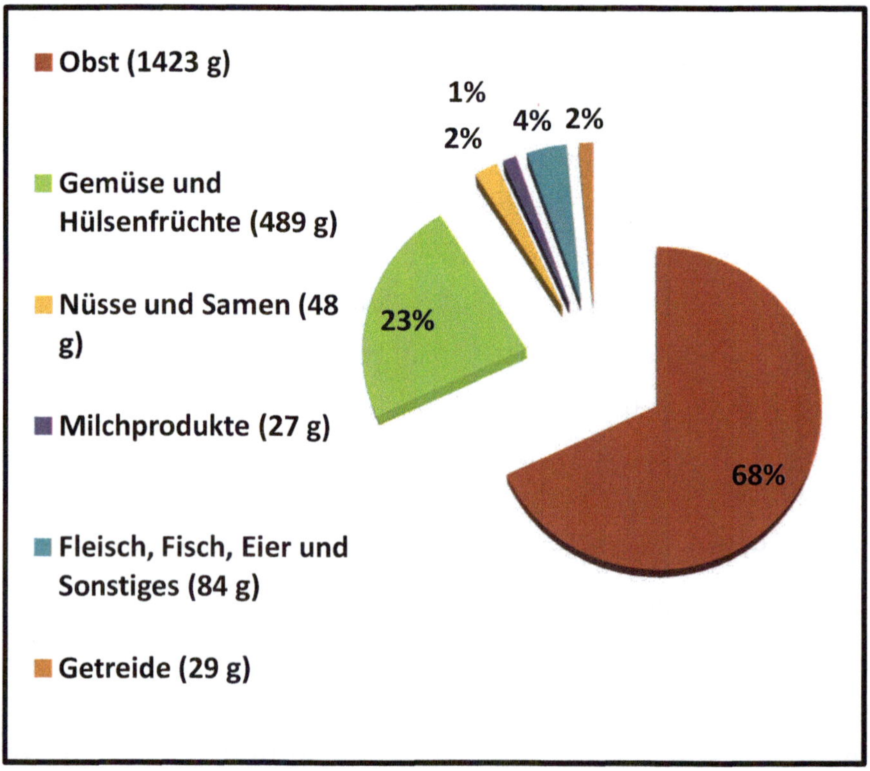

Energie- und Nährstoffversorgung

Im Durchschnitt nahmen die Teilnehmer 1976 kcal zu sich, was knapp unterhalb ihres empfohlenen Energiebedarfs lag. Die Verteilung der Makronährstoffe (10 % Proteine, 30 %

Fette und 60 % Kohlenhydrate) entsprach zwar genau den Empfehlungen der DGE, aber besonders die Rohköstler, die sich in einem Kaloriendefizit befanden, nahmen dadurch quantitativ zu wenig Eiweiß zu sich.

(Beispiel zur Verdeutlichung: 10 % Eiweiß aus 1600 kcal=40 g= zu wenig- während 10 % Eiweiß aus 2400 kcal=60 g=ausreichend)

Außerdem wurde von den Meisten zu wenig Vitamin B2, B12, Kalzium, Zink und Jod aufgenommen.

Die Zufuhrempfehlungen für Vitamin A, B1, B6, C, E, Folsäure, Magnesium, Zink und Eisen wurden hingegen locker erreicht und waren teilweise auch deutlich besser als bei einer üblichen Mischkost:

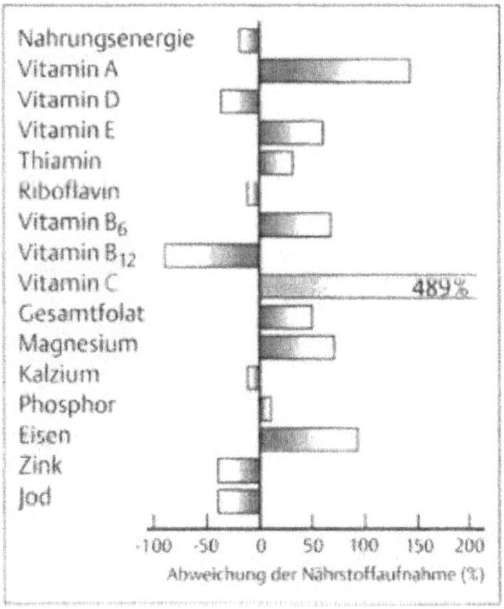

Nährstoffstatus

Die teilweise überdurchschnittliche Nährstoffaufnahme spiegelte sich jedoch nicht im Blutbild wider. Das zeigt wieder einmal, dass Aufnahme nicht gleich Bioverfügbarkeit ist:

Obwohl beispielsweise die Vitamin A- oder E-Aufnahme signifikant höher lag als bei einer „Standard-Ernährung“, waren die Rohköstler nicht besser mit diesen Nährstoffen versorgt (aber trotzdem ausreichend).

Nur die Hälfte der Rohköstler erreichte gute Magnesium-Werte und 40 % hatten einen Mangel an Vitamin B12, was sich auch in erhöhten Homocysteinkonzentrationen widerspiegelte. Insbesondere die Eisenversorgung stellte ein Problem dar: Die meisten Rohköstler wiesen sehr niedrige Ferritinwerte (=Eisenspeicher) auf, welche sich mit Dauer der Rohkost-Ernährung sich immer weiter verschlechterten und in einer Anämie endeten.

Die restlichen untersuchten Nährstoffe (Vitamin B1, B2, B6 und Folat) lagen im Normbereich.

Körpergewicht

Die meisten Rohköstler (75%) hatten einen BMI im Normbereich (18,5 - 24,9 kg/m^2), 18% waren jedoch untergewichtig. Nur fünf Personen (7%) hatten Übergewicht.
Zum Vergleich: In der deutschen Durchschnittsbevölkerung leiden knapp 50 % an Übergewicht oder sogar Adipositas und nur 2 % an Untergewicht!

Subjektives Befinden

Es waren hauptsächlich gesundheitliche Gründe, wie Zahnprobleme oder Verdauungsstörungen, weshalb der Großteil der anfänglichen Gruppe die Rohkost-Ernährung wieder aufgegeben hat. Die übrigen 73 Teilnehmer fühlten sich allerdings gut oder besser mit dieser Ernährungsweise und möchten diese daher auch beibehalten.

3. Ayurveda-Ernährung

Als fast schon Gegenstück zur Rohkost-Ernährung widme ich mich jetzt der ayurvedischen Ernährungslehre.

Ayurveda bedeutet übersetzt "Wissen vom Leben" und ist eine traditionelle indische Heilkunst, mit einer ganzheitlichen Sichtweise. Neben der Heilpflanzenkunde, Massagen, speziellen Reinigungskuren (Panchakarma) und Körperübungen (Yoga) stellt die „richtige“ Ernährung das wichtigste Element dar.

Es wird davon ausgegangen, dass ein fehlendes Gleichgewicht der Doshas Ursache für jede Erkrankung ist. Jeder Mensch besitze zwar ein oder zwei generell vorherrschende Doshas (=Persönlichkeiten), dennoch sollte keines der drei zu stark dominieren und damit die anderen Doshas unterdrücken.

Im Ayurveda herrscht das Gesetz: „Gleiches verstärkt Gleiches.“ Und nicht nur jeder Mensch (und jedes Dosha) hat unterschiedliche Eigenschaften, sondern auch verschiedene Lebensmittel. So gibt es Nahrungsmittel die kalt oder trocken wirken und das Dosha „Vata“, das ebenfalls diese Eigenschaften besitzt. Isst ein Vata-Typ nun Lebensmittel mit diesen Eigenschaften, würde es Vata noch weiter erhöhen und zu den typischen Vata-Krankheiten führen.

3.1 Konstitutionsbezogene Ernährungsempfehlungen

Je nach dem welchem Dosha man sich am ehesten zuordnen kann, sollte die Ernährung angepasst werden, um ein Ungleichgewicht zu vermeiden bzw. bestehende gesundheitliche Probleme zu beheben.

Man unterscheidet zwischen Vata-, Pitta- und Kapha-Typen, welche ich in Folgendem kurz beschreiben möchte:

Vata-Typen

Charakteristische Merkmale:	• unruhig, wechselhaft • empfindlich • begeisterungsfähig • eher schlank und zierlich
Typische Probleme:	• Verdauungsstörungen • Untergewicht • Erschöpfungszustände
Empfehlungen:	• Regelmäßige gekochte, leicht verdauliche und nährende Speisen • warme Getränke • keine großen Mengen
Empfohlene Geschmacksrichtungen:	• salzig • sauer und süß
Geeignetste Lebensmittel:	• Obst • Wurzelgemüse, Kürbis, Fenchel • Getreide • Milch(produkte) • Öl und Algen
Ungeeignete Lebensmittel:	• Rohkost • Kohlgemüse, Pilze • scharfes Gemüse (z. B. Rettich)

Pitta-Typen

Charakteristische Merkmale:	• intelligent, sportlich • schnell reizbar • starke Verdauung
Typische Probleme:	• Heißhunger, Durst • Schlaflosigkeit, Hitzewallungen • Entzündungen
Empfehlungen:	• nicht zu große und schwere Mahlzeiten • nicht zu heiß und fettig • nicht zu würzig, sauer oder scharf
Empfohlene Geschmacksrichtungen:	• süß • bitter und herb
Geeignetste Lebensmittel:	• süßes Obst • Gemüse • Hülsenfrüchte, Getreide • Milch
Ungeeignete Lebensmittel:	• saures Obst (z. B. Kiwi) • scharfes Gemüse (z. B. roher Lauch) • scharfe und saure Gewürze (z. B. Chili, Essig) • sehr Salziges

Kapha-Typen

Charakteristische Merkmale:	• gelassen, entspannt • tolerant, langsam • eher korpulent
Typische Probleme:	• Verstopfung • Übergewicht • Müdigkeit
Empfehlungen:	• Leichte, fettarme, warme Mahlzeiten und Getränke • nicht zu süß oder salzig
Empfohlene Geschmacksrichtungen:	• scharf • bitter und herb
Geeignetste Lebensmittel:	• Gemüse (besonders scharfes und bitteres wie Rettich und Chicorée) • Hülsenfrüchte • herbes Obst (z. B. Grapefruit) • scharfe Gewürze (z. B. Ingwer, Pfeffer)
Ungeeignete Lebensmittel:	• süßes Obst (z. B. Bananen) • Milch(produkte) • zu viel Getreide • Öl und Salziges

3.2 Empfehlungen zur Lebensmittelauswahl

Neben den drei Doshas und ihren individuellen Empfehlungen, gibt es aus ayurvedischer Sicht zusätzlich drei Gunas. Diese beschreiben wie verschiedene Nahrungsmittel auf unseren Organismus wirken:

Sattva

- Aufbauende, positive Energie
- sorgt für Liebe, Harmonie, Gesundheit und ein langes Leben
- Eigenschaften: süß, ölig, leicht, kühlend
- Beispiele: reifes Obst, frisches Gemüse, Hülsenfrüchte, gekochtes Vollkorngetreide, Milch, Honig, Sesam, Mandeln, Ghee

Rajas

- Antreibende, beschleunigende Energie
- macht mutig, aber auch aggressiv, intolerant und ungeduldig
- Eigenschaften: sehr scharf, sauer, salzig und bitter, heiß und trocken, stimulierend
- Beispiele: Fleisch, Fisch, Tomaten, saures Obst, Cayennepfeffer, Alkohol, Kaffee, Fermentiertes, Gebratenes und Frittiertes

Tamas

- Bremsende Energie
- macht müde, träge, faul und schwer; sorgt für Ama (=Unverdautes)
- Eigenschaften: trocken, alt, abgestanden, faul, gärend, tot, überreif
- Beispiele: stark verarbeitetes, Konservenkost, H-Milch, zerkochte oder wieder aufgewärmte Lebensmittel, Fleisch, Fisch, Eier, Erdnüsse, Weißmehlprodukte

Die Ernährung sollte hauptsächlich aus sattvischer Nahrung bestehen. Diese solle vor allem deshalb das beste Potential für unsere Gesundheit und unser Befinden bieten, da sie leicht verdaulich ist und sich daher weniger Ama ansammelt.

Ama beschreibt unverdaute Nahrung, welche in unserem Sprachgebrauch als Schlacken/Gifte bekannt sind. Man geht davon aus, dass sich diese im Gewebe festsetzen und mit der Zeit zu Krankheiten führen können.

Wenn jemand allerdings bestimmtes Obst oder Gemüse nicht gut verträgt, geht die sattvische Wirkung verloren und diese eigentlich „gesunden" Lebensmittel können trotzdem krank machen. Daher wird auch hier ein großes Augenmerk auf die Individualität eines jeden Menschen gelegt.

3.3 Allgemeine Ernährungsrichtlinien

Damit die Nahrung gut verdaut wird, indem „Agni" (=Verdauungsfeuer) angeregt und Ama vermieden wird, gibt es neben den typgerechten Ernährungsempfehlungen und der Empfehlung zur sattvischen Lebensmittelauswahl auch allgemeine Richtlinien:

- Biologische Nahrungsmittel ohne Zusatzstoffe
- Frische Lebensmittel (keine Konserven)
- Rohkost nur in Maßen zu sich nehmen und warmes Essen bevorzugen
- Nur bei Hungergefühl und mit Appetit essen
- Genügend Pausen zwischen den Mahlzeiten; am besten keine Snacks
- Nicht zu früh morgens und nicht zu spät abends essen
- Mittags die größte Mahlzeit, da dann das Verdauungsfeuer („Agni") am stärksten ist
- Die Nahrung gut kauen und sich Zeit nehmen
- Reichlich verdauungsfördernde Gewürze (z. B. Ingwer, Kreuzkümmel, Koriander, Kardamom, Zimt)
- Milch nicht zusammen mit Salzigem, Saurem, Fisch, Fleisch oder Eiern

3.4 Ernährungsphysiolgische Bewertung

Die Grundlage der ayurvedischen Ernährung bilden Vollkorngetreide, Hülsenfrüchte, Obst, Gemüse, Nüsse und Samen, Milch(produkte) und Öle, sowie eine reichliche Verwendung von Gewürzen.

Da all diese Lebensmittel sehr nährstoffreich sind und auch sehr auf die Frische der Nahrung Wert gelegt wird, kann die Ernährung nach Ayurveda als empfehlenswert angesehen werden.

Wenn kein Fleisch, Fisch und Eier gegessen werden, kann es lediglich zu einem Defizit an Vitamin B12 kommen, was sich aber problemlos über ein Nahrungsergänzungsmittel ausgleichen lässt. Etwas kritisch sehe ich allerdings, dass der Großteil der Speisen (manchmal sogar alles) in der Ayurveda-Ernährung gekocht wird. Da viele Vitamine und sekundäre Pflanzenstoffe hitzelabil sind, sollte man auf kurze und schonende Erhitzungsprozesse (z. B. Dünsten, Dämpfen) achten.

Andere Aspekte der Ayurveda-Lehre, wie das Einteilen in verschiedene Konstitutionstypen, die emotionalen oder physiologischen Wirkungen von Nahrungsmitteln usw. lassen sich wissenschaftlich nicht erfassen.

Aus eigener Erfahrung denke ich aber, dass an diesen Theorien einiges dran sein könnte. So beobachte ich immer wieder Menschen mit eher schlechter Verdauung, die sehr

dünn sind, leicht frieren und wie diese Menschen eher von Gekochten und Süßem profitieren, während sie sich mit z. B. rohem Kohl schlecht fühlen - der klassische Vata-Typ also.
An der Ayurveda gefällt mir besonders, dass viel Wert auf die Individualität einer jeden Person gelegt wird und der Achtsamkeit beim Essen (z. B. in Ruhe essen, auf seinen Hunger hören...). Genau diese Sichtweisen vermisse ich häufig bei anderen Ernährungsformen.

3.5 Studien zur Gesundheit der Ayurveda

Leider konnte ich keine wissenschaftlichen Untersuchungen zum Gesundheitsstatus ayurvedisch lebender Menschen finden. Wenn man aber davon ausgeht, dass die meisten dieser Personen in Indien leben, kann man sich zumindest die Lebenserwartung dieses Landes ansehen.

Es zeigt sich, dass die Lebenserwartung der Inder zwar kontinuierlich steigt, aber dennoch deutlich unter der Lebenserwartung anderer Länder liegt. Während heutzutage ein Deutscher im Schnitt 80 Jahre alt wird, erreicht ein Inder gerade mal sein 65. Lebensjahr.

Natürlich muss es nicht an der Ernährung liegen; bzw. liegt es sicher nicht an der Ernährung ;)

Die Probleme in Indien sind v.a. die mangelnden hygienischen Bedingungen, der fehlende Zugang zu sauberen Trinkwasser, Sanitäranlagen und medizinischen Einrichtungen, sowie Nahrungsmittelknappheit. Dadurch entstehen Seuchen wie Malaria, Tuberkulose und Cholera, aber auch starke Unterernährung, was besonders für eine hohe Kindersterblichkeit sorgt.

Gegen diese schlimmen Bedingungen und Krankheiten kann wahrscheinlich nicht einmal die „beste" Ernährung wirken…

Doch auch die besseren Lebensbedingungen wohlhabenderer Inder werfen ihre Schattenseiten.

Diese Menschen übernehmen zunehmend westliche Ernährungsgewohnheiten (kalorienreiches und zuckerhaltiges Essen und Trinken). Dadurch leiden auch immer mehr „moderne“ Inder an den typischen Zivilisationserkrankungen:
24% sterben an Herzerkrankungen, 6% an Krebs und 2% an den Folgen von Diabetes.
Verglichen mit den Deutschen ist das aber immer noch gut: Hierzulande sterben 39% an Herzerkrankungen und 25% an Krebs!

Im Gegensatz zur Ernährungslehre, existieren jedoch einige Studien im Bereich der ayurvedischen Pflanzenheilkunde. So lassen sich viele positive Effekte diverser Wurzeln und Kräuter wissenschaftlich nachweisen (z. B. Heilung von Schuppenflechte, Magen- oder Darmgeschwüren durch Azadirachtaindica = "Neem").

4. Paleo-Ernährung

Die Steinzeit-Ernährung versucht die Ernährung der Jäger und Sammler nachzuahmen, da angenommen wird, dass auch der heutige Mensch nur an diese ursprüngliche Ernährung angepasst ist. Die Grundlage der Paleo-Ernährung bilden daher Lebensmittel, die in ähnlicher Form bereits vor 2,5 Millionen Jahren verfügbar waren. Kochen ist erlaubt, da der Mensch bereits in der Steinzeit das Feuer nutzte.

Folgende Lebensmittel stehen auf dem Speiseplan des „modernen Steinzeitmenschen“:

- Gemüse & Obst
- Nüsse & Samen
- Fleisch & Fisch
- Eier
- Butter und bestimmte Pflanzenöle

Verzichtet wird hingegen auf Lebensmittel, die erst nach der Einführung von Ackerbau und Viehzucht, also vor etwa 10.000 Jahren, verfügbar waren, sowie auf Fertigprodukte:

- Getreide(produkte)
- Hülsenfrüchte
- Milch(produkte)
- Zucker
- stark verarbeitete pflanzliche Fette
- künstliche Zusatzstoffe

4.1 Argumente der Paleoaner gegen bestimmte Lebensmittel

Bösewicht 1: Getreide

Getreide steht erst seit ca. 10.000 Jahren auf dem Speiseplan des Menschen, weshalb es nicht zur Steinzeit-Ernährung zählt. Ein weiterer Grund warum Getreide ungesund sein soll, ist der hohe Anteil an Kohlenhydraten, welche den Blutzuckerspiegel erhöhen und den Körper dazu zwingen Insulin auszuschütten. Da Insulin ein anaboles Hormon ist, welches den Fettabbau hemmt, soll es (also auch Getreide) verantwortlich sein für Übergewicht.
Das ist allerdings nur die Halbwahrheit:

Bei gesunden Personen (ohne Diabetes) erhöht sich der Insulinspiegel nämlich nur kurz nach einer Mahlzeit. Spätestens nach 2 Stunden ist der Blutzuckerspiegel wieder normal. Im Laufe des Tages gleicht sich der Auf- und Abbau von Körperfett also wieder aus (vorausgesetzt du nimmst nicht mehr Kalorien zu dir, als du auch tatsächlich benötigst!).
Übrigens: Nicht nur Kohlenhydrate sorgen für eine Insulinausschüttung, sondern auch Proteine, weshalb auch Low Carb nach dieser Theorie wenig Sinn machen würde.

Des Weiteren wird Getreide wegen der enthaltenen Antinährstoffe als schädlich angesehen, weil diese besonders unsere Darm-Gesundheit beeinträchtigen und Autoimmunerkrankungen fördern sollen.
In der Tat können sich diese Stoffe ungünstig auswirken:
Sie sorgen nämlich dafür, dass bestimmte Mineralstoffe, wie Eisen, Zink oder Kalzium schlechter aufgenommen werden. Auch durch Kochen lassen sie sich nicht abbauen.
Weicht man die rohen Körner jedoch in Wasser ein, keimt oder fermentiert sie, reduziert sich der Gehalt signifikant (Klassisches Beispiel: Sauerteigbrot).
Lektine und Protease-Inhibitoren sind weniger problematisch, da sie meist allein schon durch Erhitzen eliminiert werden. Eine Ausnahme bildet der Weizen: Dieses Getreide enthält nämlich die besonders aggressiven und

widerstandsfähigen Weizenkeimlektine (WGA) und Amylase-Trypsin-Inhibitoren (ATI). Diese Inhaltsstoffe des Weizens können, insbesondere bei sensiblen Menschen, Entzündungsstoffe im Körper produzieren und dadurch die Darmschleimhaut angreifen und schädigen.

Wegen dem Klebereiweiß Gluten steht Getreide, mittlerweile auch bei Nicht-Paleoaner, stark in der Kritik.
Es wird oft behauptet, dass das moderne, hochgezüchtete Getreide mehr Gluten enthält, als ursprünglich vorhanden. Gluten solle unseren Darm „verkleben", Auto-immunerkrankungen fördern und süchtig machen.
Richtig ist, dass Gluten Menschen mit der eher seltenen Krankheit Zölliakie ernsthaft schaden kann: Es zerstört die Darmzotten der Patienten und äußert sich durch schlimme Symptome wie Durchfall, ungewollter Gewichtsabnahme, Anämie oder Knochenschwund. Diese Menschen reagieren bereits auf Spuren von Gluten, weshalb sie ein Leben lang konsequent auf glutenhaltiges Getreide verzichten müssen.
Wenn du nicht zu den ca. 0,5 % Zölliakie-Patienten gehörst ist ein strenger Verzicht auf glutenhaltiges Getreide also unnötig.
Es sei denn, du leidest unter einer Weizensensivität oder einer chronisch entzündlichen Darmerkrankung (Morbus Crohn, Colitis Ulcerosa): Dann kann es nämlich sein, dass folgende Bestandteile bei dir Beschwerden, wie

Bauchschmerzen, Kopfschmerzen oder Abgeschlagenheit auslösen und Entzündungen des Darms weiter fördern:

- **Gliadine (eine spezielle Glutenunterform) und Amylase-Trypsin-Inhibitoren (ATI):**
  in Weizen und seinen Urformen (Dinkel, Emmer, Einkorn, Kamut)
- **Weizenkeimlektine:** nur in Weizen

Ganz so strikt wie bei einer Zölliakie musst du aber nicht sein. Außerdem kannst du testen ob du Roggen, Gerste, Hafer oder anderes (Pseudo-)Getreide verträgst. Diese Sorten enthalten nämlich NICHT die oben genannten kritischen Inhaltsstoffe.

Das Argument, dass Getreide dick macht ist nicht haltbar; so haben Personen die mehr Vollkorngetreide essen einen niedrigeren BMI als Menschen mit einem geringeren Verzehr. Ich spreche aber ausdrücklich von VOLLKORN: Weißmehlprodukte sind nicht gerade Schlankmacher, da sie kaum sättigen und eine hohe Energiedichte aufweisen. Zudem senkt der Verzehr von Vollkorngetreide signifikant das Risiko für chronische Erkrankungen, wie Krebs, koronare Herzerkrankungen oder Diabetes.

Bösewicht 2: Hülsenfrüchte

Auf Hülsenfrüchte wird in der klassischen Paleo-Ernährung ebenfalls verzichtet, da diese auch erst seit ca. 7000 Jahren verzehrt werden. Außerdem sehen Paleoaner ähnliche Probleme wie bei Getreide: Phytinsäure, Lektine und Protease-Inhibitoren, die den Darm schädigen und die Nährstoffaufnahme beeinträchtigen können.
Wie bereits oben erwähnt stimmt dieses Argument. Durch entsprechende Maßnahmen, lässt sich der Gehalt dieser Antinährstoffe jedoch auch bei den Hülsenfrüchten reduzieren bzw. beseitigen:

- Phytinsäure: Einweichen, Keimen, Fermentieren
- Lektine: vor allem Kochen
- Protease-Inhibitoren: vor allem Kochen

Bei manchen Hülsenfrucht-Arten reicht dieses Prozedere was die Lektine betrifft jedoch nicht vollständig aus: Sojabohnen, Kidneybohnen und Erdnüsse. Sie enthalten nämlich besonders viele und aggressive Lektine (Agglutinine). Willst du diese Lebensmittel trotzdem konsumieren, rate ich dir diese besonders gründlich durchzugaren und nicht in großen Mengen zu verzehren, damit dein Darm keinen Schaden nimmt.

Ein weiterer Kritikpunkt an Soja ist, dass sich in der Bohne größere Mengen an Phytoöstrogenen befinden.
Diese haben eine hormonähnliche Wirkung und können sich sowohl positiv, als auch negativ auf die Gesundheit auswirken: Bei gebärfähigen Frauen scheinen die Isoflavone aus Soja das körpereigene Östrogen abzuschwächen.
Bei Männern und unfruchtbaren Frauen wird der Hormonspiegel dagegen leicht angehoben.
Diese Auswirkung kann durchaus positiv gesehen werden, da sich dadurch das Risiko für Brustkrebs, Herzerkrankungen und Wechseljahrsbeschwerden senken lässt.
Dass Männer „verweiblichen", wie oft behauptet wird, konnte bisher nicht nachgewiesen werden.
Problematisch können sich die Phytoöstrogene allerdings bei Heranwachsenden und Menschen mit Schilddrüsenunterfunktion auswirken.
Bei diesen Personengruppen kann es zu Fruchtbarkeitsstörungen bzw. einer weiteren Verschlechterung der Schilddrüsenaktivität kommen.
Zusätzlich finden sich in Soja viel höhere Konzentrationen der erwähnten Antinährstoffe als in anderen Hülsenfrüchten und weitere teils negative Stoffe wie Saponine oder Goitrogene.

Bösewicht 3: Milch

Bei diesem Lebensmittel sind sich die Anhänger der Paleo- und der veganen Ernährung einmal einig: Milch ist nur für Babys bestimmt und sollte nach dem Abstillen nicht mehr auf dem Speiseplan stehen. Und schon gar nicht auf dem einer anderen Spezies. Schließlich ist es kaum vorstellbar, dass wir uns in der Steinzeit unter eine Kuh gestellt und an deren Euter genuckelt haben.
Außerdem könnten wir nach dem Säuglingsalter eigentlich auch gar keine Milch mehr vertragen, da die Laktaseaktivität, die den Milchzucker spaltet, immer mehr nachlässt. Durch genetische Mutation sind seit ca. 10.000 Jahren jedoch ca. 85 % der Deutschen und 25 % der Menschen weltweit in der Lage Laktose zu verdauen.

Ein weiterer Grund, der gegen den Konsum von Milch(produkten) spricht, ist das Milcheiweiß Casein.
Dieses gilt als einer der am stärksten allergieauslösendsten Stoffe, was bedeutet, dass unser Körper Casein als fremd ansieht und abwehrt. Daraus könnte man folgern, dass Milch grundsätzlich nicht für die menschliche Ernährung bestimmt ist. Casein findet sich allerdings auch in Muttermilch...

Zur Verteidigung der Milch könnte man aber anführen, dass die Natur es vielleicht als Vorteil angesehen hat, dass wir

Milch teilweise auch noch im Erwachsenenalter ohne Beschwerden zu uns nehmen können. So enthält Milch doch einige wertvolle Inhaltsstoffe (z. B. Kalzium, Vitamin B2, hochwertiges Protein, konjugierte Linolsäure…).

Verträgst du Milch und bist aus ethischen Gründen auch nicht dagegen, spricht aus ernährungswissenschaftlicher Sicht nichts gegen einen mäßigen Milchkonsum (natürlich ohne Zusatzstoffe, Zucker usw.).

Bösewichte 4: Zucker, raffinierte Pflanzenöle und künstliche Zusatzstoffe

Dass Zucker, raffinierte Öle und künstliche Zusatzstoffe alles andere als gesundheitsförderlich sind, dürfte mittlerweile bekannt sein. Darum nur eine kurze Erläuterung, warum du diese meiden solltest:

Zucker (klassischer Haushaltszucker, isolierter Fruchtzucker, Traubenzucker, Glucose-Fructosesirup…):

- Sättigen nicht
- Liefern keine Mikronährstoffe und Proteine
- Fördern eine Insulinresistenz (Diabetes)
- Verschlechtern deine Blutfettwerte
- Belasten deine Leber (Fructose)
- Fördern Karies
- Verschlechtern deine Darmflora

Raffinierte Pflanzenöle (Öle, die unter hohen Temperaturen und mit viel Chemie hergestellt werden; erkennbar an billigem Preis und neutralem Geschmack) und gehärtete Fette (z. B. Margarine):

- Sättigen kaum
- Liefern keine Mikronährstoffe und Proteine

- Enthalten Transfettsäuren (verschlechtern Cholesterinwerte, erhöhen das Risiko für koronare Herzkrankheiten)
- Enthalten 3-MCPD-Fettsäureester (krebserregend)

Künstliche Zusatzstoffe (z. B. Konservierungsstoffe, Farbstoffe, Süßstoffe, Trennmittel, Emulgatoren, Verdickungsmittel…) - auch bekannt als „E-Nummern“:

ADHS	manche Farbstoffe (z. B. E102 & E104), Phosphate (z. B. E338-341)
Allergie-fördernd	manche Farbstoffe (z. B. Tartrazin, manche Konservierungsstoffe (z. B. Sulfit), manche Verdickungsmittel (z. B. Carrageen)
Alzheimer	aluminiumhaltigen Zusatzstoffe (z. B. E520-523)
Knochen-schäden	Phosphate
Krebs	Nitritpökelsalz, Beta-Carotin, Titandioxid, Aspartam, Cyclamat, Saccharin

Diese Erkrankungen können vor allem bei übermäßigem Konsum der genannten Zusatzstoffe entstehen.
Ich halte dennoch einen vollständigen Verzicht für sinnvoll, da sich die einzelnen Substanzen in unserem Körper summieren und anreichern können.

4.2 Widersprüchlichkeiten der Paleo-Philosophie

Obst, Gemüse, Fleisch und Fisch nicht wie damals

Das Obst und Gemüse, das wir heute im Supermarkt finden, hat nur noch entfernt etwas mit dem zu tun, was es noch vor über 1 Million Jahren gab. Die Früchte und Knollen wurden auf möglichst groß, süß, frei von Bitterstoffen und guter Lagerfähigkeit hin gezüchtet. Viele Nährstoffe blieben dabei auf der Strecke, manche Pflanzen konnten dadurch aber erst essbar gemacht werden.

Auch Fleisch und Fisch von heute entspricht nicht mehr dem von freilebenden Wildtieren in der Steinzeit:

- Damals waren die Tiere nicht durch Umwelt-schadstoffe aus der Industrie und mit Medikamenten belastet (z. B. Dioxine, Schwermetalle, Antibiotika).
- Die Tiere hatten mehr Bewegung (Muskeln) und dadurch eine bessere Nährstoffzusammensetzung (mehr Protein, weniger Fett, weniger Wasseranteil, mehr Omega-3- und weniger Omega-6-Fettsäuren).
- Früher wurde das gesamte Tier verspeist; also auch die Innereien. Auch wenn das manche Paleo-Anhänger heute so machen, würde ich es aufgrund der starken Anreicherung von Schadstoffen in diesen Teilen nicht empfehlen.

Mengenfrage: Eier

Die Hochleistungshennen von heute legen fast täglich ein Ei. Das sind pro Jahr ca. 300 Eier. Ungezüchtete Wildhühner kamen hingegen auf höchstens 50 pro Jahr. Durchschnittlich isst der Deutsche 200 Eier pro Jahr; also genau die „richtig Menge" für den Massenbetrieb.
Doch in der Paleo-Ernährung basieren die Mahlzeiten oft auf Eiern: So gibt es zum Frühstück Rührei aus 4 Eiern, zu Mittag Chili Con Carne Omelette aus 3 Eiern und abends eine Frittata aus nochmal 3 Eiern. Auch wenn das jetzt vielleicht ein extremes Beispiel ist (ich kenne aber durchaus Personen die ihre Ernährung so gestalten), kann man davon ausgehen, dass in einer durchschnittlichen Paleo-Ernährung 2 - 10 Eier pro Tag gegessen werden. Das ist sogar zu viel für eine Hochleistungshenne! Deshalb kann dieser massenhafte Konsum streng genommen gar nicht der Steinzeit-Philosophie entsprechen.

Nüsse & Samen enthalten auch Antinährstoffe

Wie oben beschrieben sind Getreide und Hülsenfrüchte vor allem wegen dem Gehalt an Antinährstoffen (z. B. Phytinsäure) in der Kritik. Stattdessen greifen die „moderne Steinzeitmenschen" zu Paleo-Müsli oder Paleo-Brot.

Diese basieren meist auf Nüssen und Samen. Doch damit geht die Rechnung eigentlich nicht auf: Mandeln, Walnüsse, Sesam und Co. enthalten nämlich sogar deutlich mehr an Phytinsäure:

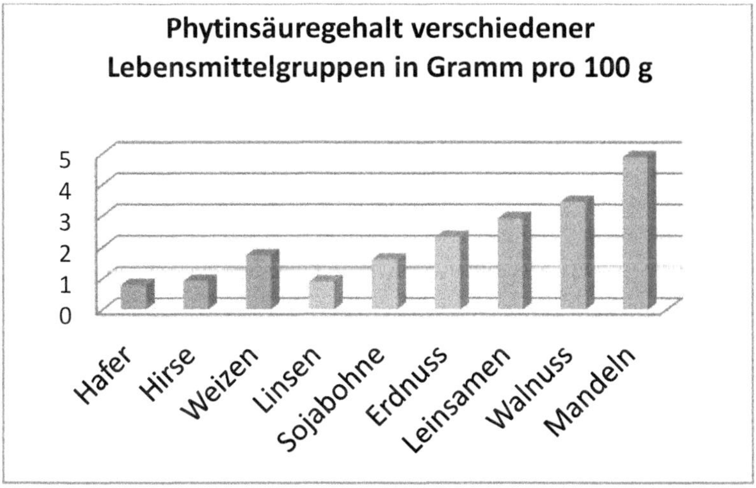

Es kann also durchaus sein, dass man bei einer Paleo-Ernährung, insgesamt sogar mehr Phytinsäure aufnimmt, als mit einer Standardernährung, wenn man auf Gewohntes (z. B. Brot) nicht verzichten möchte.

Öle und Butter in der Steinzeit?

Auch wenn in der Steinzeiternährung raffinierte pflanzliche Fette tabu sind, so werden andere Öle, insbesondere solche die nur wenig mehrfach ungesättigte Fettsäuren enthalten, reichlich verwendet (z. B. Kokosöl, Olivenöl). Auch Butter und Schmalz ist Bestandteil der modernen Paleo-Küche. Doch eines dürfte klar sein: In der Steinzeit wurde sicherlich noch nicht das Fett aus einer Frucht isoliert und zum Braten verwendet. Außerdem ist das Ausgangsprodukt von Butter Milch, welche ja eigentlich nicht paleo-konform ist…

4.3 Gesundheitszustand von Jäger und Sammlern

Die natürliche Lebenserwartung der Steinzeitmenschen lässt sich schwer nennen, denn sie starben frühzeitig - entweder bei Kämpfen, auf der Jagd, durch Infektionskrankheiten oder bereits bei der Geburt. Daher wurde bloß ein durchschnittliches Alter von ca. 30 Jahren erreicht.
Oft beginnen kleinere oder größere gesundheitliche Probleme in der heutigen Zeit allerdings erst ab diesem Alter (z. B. Arthrose, Osteoporose, Demenz, Krebs), sodass man nicht sicher sagen kann, ob diese Krankheiten nicht auch bei den Steinzeitmenschen mit 60 Jahren oder älter aufgetreten wären…
Was man aber von heutigen Naturvölkern weiß ist, dass diese grundsätzlich schlanker sind als wir in der „industrialisierten" Welt. Außerdem bewegen sie sich

deutlich mehr, haben bessere Cholesterinwerte und Diabetes Typ 2 tritt so gut wie gar nicht auf.
Diese Naturvölker verfolgen allerdings alles andere als ein und dieselbe Ernährung: Es gibt immer noch den steinzeitlichen „Jäger und Sammler-Typ“, aber auch den „Pflanzer-Typ“, den „Ackerbauer-Typ“ und den „Hirten-Typ“:

„Jäger und Sammler-Typ“

Essen grundsätzlich alles; also Fleisch, Fisch, Insekten, Wurzel- und Blattgemüse, Früchte, Nüsse und Samen. Der Anteil von tierischer zu pflanzlicher Kost unterscheidet sich je nach geographischer Lage allerdings sehr stark:
So ernähren sich die Hadza (Volk in Tansania) hauptsächlich (ca. 80 %) von pflanzliche Lebensmittel, wie Knollen, Blätter oder Früchte und nur wenig Wildfleisch (ca. 20%). Daher ist die Nahrung relativ fettarm und kohlenhydratreich
Bei den Ongen (Volk auf den Andamanen-Inseln) sieht die Verteilung Tierisch zu Pflanzlich jedoch genau umgekehrt aus: 80 % ihrer Nahrung besteht aus Fleisch von Wildtieren und nur 20 % machen pflanzliche Lebensmittel (Wurzeln und Knollen) aus. Diese Kost ist dadurch deutlich proteinreicher und sehr kohlenhydratarm.

„Pflanzer-Typ“

Betreiben Gartenbau und essen hauptsächlich Pflanzen; z. B. Kitava auf Papua-Neuguinea:
Grundnahrungsmittel sind Wurzelgemüse; dazu Früchte (z. B. Bananen, Ananas), Kokosnüsse und sehr wenig Fisch. Daher enthält die Kost sehr viele Kohlenhydrate (ca. 70 %), wenig Fett (ca. 20 %) und wenig Proteine (ca. 10%).

„Ackerbauer-Typ“

Betreiben Ackerbau; z. B. Tarahumara-Indianer:
90% ihrer Energie beziehen sie aus Getreide und Hülsenfrüchten (Mais und Bohnen). Daher ist auch ihre Ernährung sehr kohlenhydratreich, fett- und proteinarm und kommt nahezu ohne tierische Produkte aus.

„Hirten-Typ“

Betreiben intensive Viehzucht und ernähren sich hauptsächlich (zu 60 - 90 %) von Milch; das sind 3 - 5 Liter pro Tag! In Trockenperioden kommen das Fleisch und das Blut der Tiere dazu. Daher ist deren Ernährung sehr fettreich (ca. 65 %) und beinhaltet kaum Pflanzliches.

Was vereint all diese Völker?

- Sie essen genügend (ca. 2000-3000 kcal), aber auch nicht über ihren Bedarf
- keine Industrienahrung (Zucker, Weißmehl, Pommes usw.)
- nur Produkte aus der Region
- viel Bewegung an der frischen Luft
- starkes Gemeinschaftsgefühl und Geselligkeit

Dies zeigt, dass mehrere Wege nach Rom führen, was die Ernährung und die damit verbundene Gesundheit und Leistungsfähigkeit betrifft und dass Getreide keinesfalls zu einer „Weizenwampe" führt oder Milch uns „übersäuert".

4.4 Gesundheitszustand von Paleoanern

Im Jahr 2015 wurden in einer Metaanalyse die Ergebnisse mehrerer kleinerer Studien zusammengetragen. Es wurde verglichen, ob die Paleo-Ernährung oder eine „gesunde" Ernährung nach den staatlichen Empfehlungen (z. B. viel Getreide, wenig Fleisch etc.) sich besser auf Parameter für das metabolische Syndrom auswirkt.

Es konnte gezeigt werden, dass durch die Steinzeiternährung noch größere Verbesserungen erreicht werden, als durch die gängigen Ernährungsempfehlungen: Der Gewichtsverlust ist größer, der Taillenumfang nimmt mehr ab, die Blutfettwerte werden noch besser, der Blutdruck sinkt stärker und die Blutzuckerwerte sind niedriger.

In beiden Diäten waren die Kalorien identisch, sodass eine geringere Energiedichte nicht für die Effekte verantwortlich sein konnte.

Die Forscher vermuten, dass der niedrigere glykämische Index, das besserer Verhältnis von Omega 3- zu Omega 6-Fettsäuren und die geringere Salzaufnahme die Stärken der Paleo-Ernährung ausmachten.

Ich vermute es liegt auch daran, dass die nationalen Verzehrsempfehlungen verarbeitete Produkte nicht ausschließen. So kann unter „viel Getreide" z. B. viel Brot verstanden werden, welches oft reich an Zusatzstoffen und Salz ist und unter hohen Temperaturen gebacken wird.

5. Ketogene Ernährung

5.1 Grundlagen der Ketose

Die ketogene Ernährung ist eine besonders „extreme“ Form einer „Low-Carb Diät“. Es werden so wenige Kohlenhydrate gegessen, dass der Körper gezwungen wird die Energie, die er normalerweise aus Glucose gewinnt, in Form von Ketonkörpern herzustellen.

Besonders für unser Gehirn ist das wichtig, denn es „läuft“ nur auf Glucose. Andere Organe und Zellen können auch auf Glucose zurückgreifen, die unabhängig von der Nahrung von Leber und Niere in der sogenannten Gluconeogenese hergestellt wird. Damit sorgt unser Körper dafür, dass wir auch ohne Kohlenhydrate nicht in eine Unterzuckerung fallen.

Ketonkörper bildet der Körper übrigens auch in Hunger- oder Fastenzeiten.

Um in den Zustand der Ketose zu fallen, müssen zunächst die Glykogenspeicher aus Leber und Muskulatur geleert werden. Das geht ziemlich schnell (ca. 24 - 72 Stunden ohne Kohlenhydrate). Bis der Körper jedoch lernt vollständig Fett als Energiequelle zu akzeptieren kann es ca. 4 Wochen dauern. Der ganze Stoffwechsel (z. B. Enzyme) muss sich erst anpassen. In dieser Zeit muss besonders konsequent darauf geachtet werden, weniger als 50 g (besser 20 - 30 g) Kohlenhydrate zu essen, um nicht wieder aus der Ketose zu fallen. Diese Menge wäre bereits mit einem Apfel und einer Banane erreicht! Auch auf zu viel Eiweiß sollte verzichtet werden, da viele Aminosäuren glykogen wirken; also in Glucose umgewandelt werden und damit ebenfalls die Produktion von Ketonkörpern behindern können.

Allgemein setzt sich eine ketogene Ernährung aus folgenden Prozenten der Makronährstoffe an der Gesamtenergiezufuhr zusammen:

- 70 - 80 % Fett (ca. 170 g)
- 10 - 25 % Proteine (ca. 100 g)
- 5 - 10 % Kohlenhydrate (ca. 30 g)

Zum Vergleich die Verteilung einer „Standard"-Ernährung:

- 20 - 40 %Fett (ca. 70 g)
- 10 - 20 % Proteine (ca. 75 g)
- 40 - 70 % Kohlenhydrate (ca. 275 g)

5.2 Was steht in der ketogenen Ernährung auf dem Speiseplan?

Wie bereits erwähnt, reicht es nicht aus, auf „gängige Kohlenhydrate" wie Brot oder Süßigkeiten zu verzichten, sondern auch fettarme, eiweißreiche Produkte, wie Magerquark oder Putenbrust sollten eingeschränkt werden. Kohlenhydratreiche pflanzliche Lebensmittel sind in Maßen okay, wenn sie roh gegessen werden und viele Ballaststoffe enthalten, da dadurch der Blutzuckerspiegel kaum ansteigt.

Folgende Tabelle zeigt dir geeignete, mäßig geeignete bzw. ungeeignete Lebensmittel verschiedener Lebensmittelgruppen:

🙂	😐	☹️
Obst		
Avocado, Oliven	Beeren	Alles andere
Papaya	Zitronen	
Gemüse		
Alles andere (z. B. Salate, Pilze, Kohlgemüse, ...)	Wurzelgemüse; roh (z. B. Karotten),	Wurzelgemüse; gekocht (z. B. Pastinaken)
	Knollengemüse; roh (z. B. Knollensellerie)	Knollengemüse gekocht (z. B. Kartoffeln)
	Paprika (rot und gelb)	Winterkürbis, Mais
Nüsse, Ölsamen und Hülsenfrüchte		
Alle Nüsse und Ölsamen (z. B. Mandeln, Leinsamen, Kürbiskerne)	Erbsen, Linsen, weiße und rote Bohnen, Kichererbsen	
Soja, Lupine, grüne Bohnen		
Getreide		
		Alles (z. B. Buchweizen, Reis, Brot, Nudeln)

Fisch und Meerestiere		
Fette Sorten (z. B. Hering, Lachs)	Magere Sorten (z. B. Shrimps, Rotbarsch)	Panierter Fisch (z B. Fisch-stäbchen)
Fleisch und Wurst		
Fette Sorten (Gänsefleisch, Rinderzunge, Bacon)	Magere Sorten (z. B. Kalb, Schinken, Putenbrust)	Paniertes Fleisch
Milch(produkte) und Ersatz		
Fetter Käse (z. B. Gouda, Parmesan, Camembert)	Frischkäse, Sahnequark, Vollfett-Milch & -Joghurt	Magerquark, Hüttenkäse, fettreduzierte Milchprodukte
Sahne, Schmand, Butter		Getreidemilch
Kokosmilch, Sojamilch		
Sonstiges		
Eier, Fette und Öle, Stevia, Süßstoffe, Kräuter und Gewürze	Proteinpulver, Bitterschokolade	Süßigkeiten, Balsamico-Essig, Zucker, Honig, Säfte, Alkohol

5.3 Argumente für eine ketogene Ernährung

Groß angelegte Metaanalysen zeigen, dass eine ketogene Ernährung viele positive Auswirkungen auf den Stoffwechsel und verschiedene Erkrankungen haben kann. Bei manchen Erkrankungen sind die Effekte nahezu vollständig belegt, bei anderen zeigen sich Tendenzen, es sind aber noch weitere Studien nötig, die diese bestätigen:

Überzeugende Evidenz:

- **Geringere Blutfettwerte (Triglyceride)**

Hört sich erst mal komisch an, oder? Mehr Fett essen = weniger Fett im Körper? Das liegt daran, dass Kohlenhydrate (vor allem Fruktose) in Triglyceride umgewandelt werden, wodurch der Gehalt im Blut steigt. Unter einer sehr fettreichen, kohlenhydratarmen Ernährung bleibt dieser Effekt aus.
Erhöhte Triglyceride sind eines der Hauptschuldigen für die Entstehung einer Fettleber und Arterienverkalkung.

- **Gewichtsreduktion**

Die meisten Studien zeigen, dass unter einer ketogenen, kalorienreduzierten Diät der Gewichtsverlust höher ist als bei einer kohlenhydratreichen, ebenfalls kalorienreduzierten Ernährung.

Ein Grund dafür ist der Verlust von Körperwasser, da der Körper seine Kohlenhydratspeicher (Glykogen) leer räumt, welche pro Gramm ca. 3 g Wasser binden.
Allerdings wirkt sich eine Low-Carb-Diät auch positiver auf die Körperzusammensetzung aus, als eine Low-Fat-Diät:
Der Verlust an Fettmasse ist größer, da weniger von dem fettaufbaufördernden Hormon Insulin produziert wird, wenn weniger Kohlenhydrate gegessen werden.

- **Diabetes-Prävention**

Es ist leicht nachvollziehbar, dass eine ketogene Ernährung vor Diabetes schützen kann: Werden (fast) keine Kohlenhydrate zugeführt, steigt auch der Blutzuckerspiegel nach einer Mahlzeit kaum an. Gleichzeitig muss natürlich weniger Insulin produziert werden, wodurch eine hohe Insulinsensitivität aufrechterhalten werden kann.
Diese Tatsachen schaffen einen ausgezeichneten Schutz vor der weit verbreiteten Volkskrankheit.

- **Heilung von Epilepsie**

Seit den 1920er Jahren wird die ketogene Ernährung erfolgreich bei Kindern mit Epilepsie eingesetzt.
Man weiß zwar noch nicht genau woran es liegt, dass diese Diät so gut anschlägt, aber anscheinend wirkt sie sich positiv auf die Gehirnfunktion aus. Wahrscheinlich steht dem Gehirn durch die Nutzung von Ketonkörpern mehr Energie

zur Verfügung, was zu einer Stabilisierung der hirnelektrischen Aktivität führt.

Mögliche Evidenz:

- **Positive Wirkung auf neurologische Erkrankungen**

Neben Epilepsie gibt es Hinweise darauf, dass die ketogene Ernährung auch andere neurologische Erkrankungen, wie Alzheimer, Parkinson oder Multiple Sklerose (MS) heilen kann. Auch hier sollen die Ketonkörper für bessere neuronale Vernetzungen sorgen. Zudem ist bekannt, dass Alzheimer meist mit einer Insulinresistenz (Vorstufe von Diabetes) einhergeht. Dadurch gelangt nicht mehr genug Glucose in das Gehirn, wodurch es schlechter arbeitet.
Die Ketonkörper können die Glucose nun ersetzen und dabei helfen das Energiedefizit der Hirnzellen wieder aufzufüllen.

- **Krebs „aushungern“**

Den Krebs „aushungern“ – Hast du diese Aussage schon mal gehört? Sie beruht darauf, dass Krebszellen den Großteil ihrer Energie aus Zucker gewinnen. Sie sind damit abhängig von einer hohen Glukoseversorgung.
Fette werden dagegen von Tumorzellen so gut wie gar nicht verwertet und sie „verhungern“ quasi.

In Tierversuchen konnten diese Thesen zwar schon bestätigt werden, es fehlen aber qualitative Studien an Menschen, die belegen, dass eine ketogene Ernährung das Tumorwachstum stoppen kann.

5.4 Gefahren und Nachteile der ketogenen Ernährung

Umstellungs-Krise

Besonders in der Anfangsphase (ca. die erste Woche) einer Umstellung auf die ketogene Ernährung kann es zu einigen unangenehmen Symptomen, wie Schlappheit, ständiger Hunger und Kopfschmerzen kommen. Der Körper muss sich erst noch an die fehlenden Kohlenhydrate anpassen. Man nennt diesen Zustand auch „Keto Grippe".

Schlechte Verträglichkeit

Viele Menschen haben Probleme damit, so viel Fett zu verarbeiten; sie bekommen davon Durchfall.
Andere wiederum klagen über Verstopfung, da ihnen verdauungsfördernde Ballaststoffe fehlen.

Mangelnde Nährstoffversorgung

Folgende Faktoren begünstigen Nährstoffdefizite bei einer ketogenen Ernährung:

- Starke Einschränkung der Lebensmittelauswahl
- Fettreiche Lebensmittel, wie Öl oder Butter sind sehr energiedicht, enthalten aber kaum Mikronährstoffe
- Viele Gemüsesorten und die meisten Obstsorten dürfen nicht oder nur in geringen Mengen gegessen werden
- Abneigung gegen nährstoffreiche Innereien

Eine Studie mit Epilepsie-Patienten zeigte, dass sich deren Versorgung mit Vitamin A, C, und Magnesium durch die ketogene Ernährung signifikant verschlechtert hat. Außerdem können Folsäure, Kalzium, Kalium und Carnitin zum Problem werden. Auch Ballaststoffe und sekundäre Pflanzenstoffe sind in der ketogenen Ernährung in der Regel eher wenig vertreten. Durch gezielte Lebensmittelauswahl (z. B. viel grünes Blattgemüse und Nüsse/Ölsamen) könnten diese Nährstoffdefizite allerdings vermieden werden.

Schlechte Fettqualität

Fett ist nicht gleich Fett. Es gibt „Gute“ und „Schlechte“.
Je mehr Fett gegessen wird, umso wahrscheinlicher ist es, dass man die „Falschen“ wählt:

- Transfettsäuren: Entstehen beim Hocherhitzen von Pflanzenölen und bei der industriellen Fetthärtung (z. B. in Margarine)
  ⇒Verschlechtern die Herzgesundheit
- Omega-6-Fettsäuren: Arachidonsäure in tierischen Fetten und Linolsäure in pflanzlichen Fetten ⇒ Fördern Entzündungen

Stattdessen sollte auf geeignete Fettquellen geachtet werden:

- für die kalte Küche unraffinierte (kaltgepresste) Pflanzenöle, die reich an einfach ungesättigte Fettsäuren sind und weniger Linolsäure enthalten (z. B. Olivenöl, Rapsöl)
- zum Kochen stabile Fette verwenden (z. B. Kokosöl)
- „naturbelassene“ Fettquellen bevorzugen; also ganze Nüsse, Samen und Fisch mit viel Omega-3-Fettsäuren (z. B. Walnüsse, Leinsamen, Lachs)

Mangelnde Praktikabilität

Der häufigste Grund, warum die ketogene Ernährung wieder abgebrochen wird, ist die schlechte Alltagstauglichkeit dieser Diät.

Ausnahmen sind hier nicht erlaubt, denn bei einer Überschreitung der Kohlenhydratgrenze (ca. 50 g pro Tag) fällt man schnell wieder aus der Ketose.

Um nach einem „Ausrutscher" wieder genug Ketonkörper zu produzieren, dauert es wieder eine gewisse Zeit, in der man sich erneut durch die „Keto-Grippe" quälen muss. Zudem lernt das Gehirn dadurch nie richtig die Ketone als alternative Energiequelle effizient zu nutzen.

Diese Ernährungsform erfordert also sehr viel Disziplin.

Das Essen unterwegs gestaltet sich sehr schwierig, da die Städte voll mit Bäckereien, Imbissbuden und Burger-Ketten sind und auch Restaurants selten Speisen ohne „Sättigungsbeilagen" wie Reis oder Kartoffeln anbieten. Auch das Essen mit Freunden wird zum Problem, wodurch soziale Kontakte leiden können.

Schnell steigen die Gelüste auf alte Lieblingsspeisen, wie Pasta, Pizza oder Kuchen und das ständige zählen der Makronährstoffe nervt.

Das alles sind Herausforderungen, die wahrscheinlich nur die Wenigsten auf Dauer durchhalten.

Fehlende Langzeit-Erfahrungen

Es gibt bislang keine Studie, die die gesundheitlichen Effekte einer ketogenen Diät über längere Zeit untersucht hat. Daher ist auch unklar, ob diese Form der Ernährung nicht auf Dauer schaden kann. Was man jedoch weiß ist, dass manche Personen nach einiger Zeit unter Nierensteinen und erhöhten Cholesterinwerten leiden.

6. Zusammenfassung

Ich habe dir nun verschiedene Ernährungsformen vorgestellt, mit gängigen Mythen aufgeräumt und dir die jeweiligen Vorteile, aber auch Risiken genannt. Für welche du dich entscheidest oder einen Mix aus mehreren, bleibt natürlich dir überlassen.

Die für dich „ideale" Ernährung ist nämlich von vielen Faktoren abhängig:

Welche Vorlieben hast du, isst du lieber roh oder gekocht, wie viel Zeit hast du im Alltag, leidest du unter Unverträglichkeiten oder Stoffwechselerkrankungen, bist du übergewichtig oder hättest lieber ein paar Kilo mehr…

Ich hoffe ich konnte dir dennoch die Entscheidung erleichtern.

Eines solltest du jedoch immer beachten: Höre auf deinen Körper und iss nur das, was sich gut für dich anfühlt!

Im Folgenden habe ich die letzten Kapitel noch mal kompakt für dich zusammengefasst:

6.1 Vegan

Eine vegane Ernährung bietet folgende Vorteile:

- kein krebserregendes Hämeisen und Nitritpökelsalz aus rotem und verarbeitetem Fleisch
- keine Hormone und Antibiotika-Rückstände - vor allem aus Milch(produkten)
- mehr sekundäre Pflanzenstoffe und Ballaststoffe, welche viele gesundheitsfördernde Eigenschaften besitzen
- vollwertige, pflanzliche Lebensmittel sind in der Regel energieärmer bei mehr Volumen, sodass man schneller satt und dadurch schlanker ist
- schlank sein beugt zahlreichen Zivilisationserkrankungen vor (Herz-Kreislauf-Erkrankungen, Krebs, Diabetes…)

Die positiven Effekte der veganen Ernährung zeigen sich aber nur dann, wenn auf verarbeitete Lebensmittel, wie Weißmehl, Zucker oder Sojawürstchen weitestgehend verzichtet wird. Diese Produkte schneiden in Sachen Nährwert deutlich schlechter ab, als z. B. Rinderbraten oder Spiegelei und steigern durch einen hohen glykämischen Index das Risiko für Diabetes.

Eine weitere „Gefahr" ist, dass die „falschen" Fette gegessen werden. Die meisten pflanzlichen Fettquellen haben nämlich ein ungünstiges Verhältnis von Omega-3 zu Omega-6-Fettsäuren. Letztere wirken entzündungsfördernd und behindern die Aufnahme der ohnehin schon mangelhaften Versorgung mit Omega-3-Fettsäuren. Das kann die Gehirnfunktionen beeinträchtigen und z. B. zu Alzheimer führen.
Des Weiteren ist die Wahrscheinlichkeit hoch, dass in der veganen Ernährung noch mehr Weizen und Soja gegessen wird, als in der „Standardernährung". Überall sind diese beiden Komponenten enthalten: Ob in Brot, Nudeln, Fleischersatzprodukten und vielem mehr. Im Übermaß und bei empfindlichem Magen-Darm-Trakt fördern Weizen und Soja allerdings Entzündungen und eine schlechtere Darmfunktion.

Eine gut geplante vegane Ernährung setzt stattdessen auf:

- Viel Obst und Gemüse
- Abwechslungsreiche Getreideauswahl (z. B. Hirse, Buchweizen, Reis)
- Genügend Hülsenfrüchte (z. B. Linsen, Kichererbsen, Kidneybohnen)
- „Gute" Fette mit wenig Omega-6-Fettsäuren; am besten aus den ganzen Pflanzen (z. B. Chiasamen, Hanfsamen, Kokosnuss, Oliven)
- Algen (z. B. Nori, Meeresspaghetti)

Idealerweise sollten Vollkorngetreide, Hülsenfrüchte, Nüsse und Ölsamen vorher eingeweicht, angekeimt oder fermentiert werden, um Antinährstoffe, wie Phytinsäure oder Protease-Inhibitoren abzubauen.
Dadurch lassen sich auch „Problem"-Nährstoffe, wie Eisen, Zink, Kalzium, Selen oder Jod sehr gut decken. Lediglich Vitamin B12 und Vitamin D sollte supplementiert werden. Dies gilt jedoch auch für andere Bevölkerungsgruppen.

6.2 Rohkost

Die Rohkost-Ernährung hat ähnliche Vor- und Nachteile wie die vegane Ernährung. In vielen Punkten sind diese nur noch ausgeprägter:
Die geringe Energiedichte und der hohe Sättigungsfaktor ist in roher Nahrung in der Regel noch stärker gegeben, als bei erhitzten Speisen. Dadurch kann der Gewichtsverlust sogar zu groß werden. Besonders wenn sich Rohköstler hauptsächlich von Früchten ernähren, steigt die Gefahr zu wenig Protein, Mineralstoffe und B-Vitamine zu sich zu nehmen, während zu viel Fructose aufgenommen wird.
Ein weiterer Kritikpunkt ist, dass unerwünschte Stoffe in roher Nahrung in größeren Mengen vorhanden sind, da viele dieser Substanzen erst durch Erhitzen zerstört werden (z. B. Lektine, Mykotoxine…). Auch die „Gefahr“ der ungünstigen Fettauswahl ist gegeben - zum Teil sogar noch ausgeprägter, wenn viele Nüsse konsumiert werden.
Allerdings wird die Aufnahme des „schlimmsten“ Fetts stark vermindert: Transfette, welche größtenteils nur durch starkes Erhitzen entstehen. Auch andere krebserregende Stoffe wie PAK oder Acrylamid kommen in einer Rohkost-Ernährung praktisch nicht vor. Stattdessen ist sie vollgepackt mit reichlich Antioxidantien und Vitaminen, von denen viele hitzelabil sind. In FRISCHER Rohkost sind diese Helferlein noch in höchstem Maße vorhanden.

Die „Gefahr“ Junkfood zu essen, ist bei Rohkost auch nicht gegeben. - Burger, Pommes und Co. sind nun mal nicht „roh“.

<u>Eine gut geplante Rohkost-Ernährung setzt stattdessen auf:</u>

- Fruktosearmes Obst (z. B. Beeren, Zitrusfrüchte), viel Gemüse
- Gekeimtes Getreide (z. B. Buchweizenkeimlinge, Roggensprossen)
- Kleine Mengen gekeimte Hülsenfrüchte (z. B. Linsen, Mungbohnen)
- „Gute“ Fette mit wenig Omega-6-Fettsäuren; am besten aus den ganzen Pflanzen (z. B. Chiasamen, Hanfsamen, Kokosnuss, Oliven)
- Algen (z. B. Wakame, Meeresspaghetti)
- Gegebenenfalls Rohmilchprodukte und rohes Eigelb

6.3 Ayurveda

Was in der Rohkost der Vorteil ist, kann bei Ayurveda zum Nachteil werden: Das meiste wird in dieser Ernährung nämlich erhitzt, sodass viele Vitamine, sekundäre Pflanzenstoffe und Antioxidantien flöten gehen. Zur Verteidigung muss man jedoch sagen, dass in ayurvedischen Zubereitungen auf schonende Kochvorgänge geachtet wird, sodass zumindest kaum krebserregende Stoffe, wie PAK oder Acrylamid entstehen können.

Andererseits steigt durch das Erhitzen, sowie dadurch, dass in der Ayurveda sehr stark Wert auf die individuelle Verträglichkeit der Nahrung gelegt wird, die Bioverfügbarkeit der Nährstoffe.

Außer verarbeiteter Industrienahrung, schließt diese Ernährungsform kein Lebensmittel kategorisch aus, sodass die Gefahr, an irgendeinem Mangel zu leiden kaum gegeben ist. Stattdessen ist der hohe Stellenwert frischer, pflanzlicher Nahrung lobenswert.

6.4 Paleo

Der größte Benefit der Paleo-Ernährung ergibt sich wohl, dass auch hier stark industriell verarbeitete Fertigprodukte abgelehnt werden. Wenn zu Fleisch, Fisch und Eiern ausreichend Obst und Gemüse gegessen werden, ist diese Ernährungsform durchaus in der Lage, uns optimal mit Nährstoffen zu versorgen.

Weitere „Paleo-Verbote", wie der Verzicht auf Milch, Getreide und Hülsenfrüchte, ist aber eigentlich gar nicht notwendig. Viele Urvölker beweisen, dass man sich auch mit diesen Lebensmitteln bester Gesundheit erfreuen kann; sofern sie nicht in Form von Schokopudding, Keksen oder texturiertem Sojaprotein konsumiert werden. Lediglich Menschen mit chronischen Darmerkrankungen können vom Vermeiden von Vollkornprodukten (insbesondere Weizen und Soja) profitieren, da so weniger Antinährstoffe aufgenommen werden.

6.5 Ketogene Ernährung

Die ketogene Ernährung ist von allen in diesem Buch vorgestellten Ernährungsformen die strengste und am kompliziertesten durchzuführen.

Da es ein MUSS ist extrem viel Fett und wenig Kohlenhydrate zu essen, was mit üblichen Lebensmitteln nur schwer zu erreichen ist, muss man viel rumrechnen um das erwünschte Makronährstoffverhältnis zu erzielen. Weil auf viele, auch nährstoffreiche Lebensmittel, wie Obst oder stärkereiches Gemüse verzichtet werden muss, kann es sein, dass es schnell zu Mängeln kommt. Besonders die Vitamine A und C, Folsäure, Kalzium, Kalium, Magnesium und Ballaststoffe können davon betroffen sein.

Für diese Ernährungsform solltest du dich daher sehr gut mit den Inhaltsstoffen von Lebensmitteln auskennen, um auch auf Dauer gesundheitlich davon zu profitieren. Beachtet man dies, erwartet dich ein Diabetes-Risiko von nahezu null, weniger Körperfett und bessere kognitive Leistungsfähigkeit bis ins hohe Alter.

<u>Eine gut geplante ketogene Ernährung besteht aus folgenden Bausteinen:</u>

- Viel stärkearmes, ballaststoffreiches Gemüse (z. B. Kohl, Blattsalate, Pilze)
- Viele „gute“ pflanzliche Fettquellen mit wenig Omega-6-Fettsäuren; am besten aus den ganzen Pflanzen (z. B. Chiasamen, Hanfsamen, Kokosnuss, Oliven)
- Mäßig tierische Fettquellen mit wenig Arachidonsäure und möglichst schonend erhitzt (z. B. Parmesan, gekochte Eier, gedünsteter Lachs)

7. „Gute“ vs. „Schlechte“ Ernährungspläne

<u>Von der Theorie in die Praxis:</u>

Bisher hast du viel theoretisches Wissen von mir erfahren. Vielleicht ist es für dich aber noch nicht ganz deutlich geworden, wie sich die verschiedenen Ernährungsformen im Alltag umsetzen lassen.

Darum möchte ich dir das Ganze in den nachfolgenden Zeilen mit jeweils zwei Ernährungsplänen von jeder Ernährungsform verdeutlichen:

Einer davon ist ein **Negativ-Beispiel**, der den ein oder anderen Mangel hervorrufen oder andere Folgen für deine Gesundheit nach sich ziehen kann. Der andere Plan ist ein **Postitiv-Beispiel** und hat das Potential, dich optimal mit allen Nährstoffen zu versorgen.

Die Ernährungspläne beruhen auf einem Energiegehalt von 2000 Kilokalorien. Falls du einen höheren oder niedrigeren Energiebedarf hast, müssten diese Pläne also noch angepasst werden.

7.1 Vegane Ernährungspläne

Vegan – Negativ-Beispiel

Mahlzeit	Lebensmittel / Menge				
Brot mit Konfitüre	• 3 Scheiben Weißbrot • 3 TL Konfitüre • 20 g Margarine				
Belegte Brötchen	• 2 Brötchen • 2 Scheiben veganer Käseersatz • 4 TL pflanzlicher Aufstrich				
Snacks	• 50 g Chips • 1 Dose Limonade • 1 Apfel				
Pasta	• 120 g Nudeln • 250 g Tomatensoße				
Auswertung	2000 Kcal	280 g KH (58 %)	25 g BS (2 %)	70 g Fett (30 %)	45 g Protein (10 %)
Nährstoff-mängel	<u>Vitamine:</u> B2, B5, B6, B12, C, D, E, K, Folsäure <u>Mineralstoffe:</u> Kalzium, Eisen, Magnesium, Zink, Jod <u>Aminosäuren:</u> Lysin, Methionin <u>Fettsäuren:</u> Omega-3				

Vegan – Positiv-Beispiel

<table>
<tr><th>Mahlzeit</th><th colspan="5">Lebensmittel / Menge</th></tr>
<tr><td>Müsli</td><td colspan="5">• 100 g Haferflocken
• 3 EL Chia-/ Leinsamen
• 200 g TK-Himbeeren
• 300 ml Sojamilch</td></tr>
<tr><td>Linsensalat</td><td colspan="5">• 100 g Linsen (Trockengewicht)
• 300 g Sellerie und Paprika
• 1 EL Rapsöl
• 2 TL Algenflocken
• Essig, Gewürze, Kräuter</td></tr>
<tr><td>Snacks</td><td colspan="5">• 30 g Paranüsse und Walnüsse
• 1 Stück Obst</td></tr>
<tr><td>Hirse-Gemüse-Pfanne</td><td colspan="5">• 100 g Hirse (Trockengewicht)
• 300 g Karotten und Broccoli
• 1 EL Kokosöl
• Gewürze, Kräuter</td></tr>
<tr><td>Nahrungs-ergänzung</td><td colspan="5">• Vitamin B12
• Vitamin D</td></tr>
<tr><td>Auswertung</td><td>2000 Kcal</td><td>245 g KH (50 %)</td><td>80 g BS (5 %)</td><td>70 g Fett (30 %)</td><td>85 g Protein (15 %)</td></tr>
</table>

7.2 Rohköstliche Ernährungspläne

Rohkost – Negativ-Beispiel

<table>
<tr><th>Mahlzeit</th><th colspan="5">Lebensmittel / Menge</th></tr>
<tr><td>Bananen-Smoothie</td><td colspan="5">• 5 Bananen + 300 ml Wasser</td></tr>
<tr><td>Obstplatte</td><td colspan="5">• 1 Mango
• 2 Äpfel
• 3 Pflaumen</td></tr>
<tr><td>Rohkostkonfekt</td><td colspan="5">• 60 g Cashewkerne
• 60 g Datteln
• 20 g Kakao</td></tr>
<tr><td>Gurken-Tomaten-Salat</td><td colspan="5">• 400 g Gurken und Tomaten
• 2 EL Kürbiskernöl
• Zitronensaft, Gewürze
• 20 g Sonnenblumenkerne</td></tr>
<tr><td>Auswertung</td><td>2000 Kcal</td><td>320 g KH (60 %)</td><td>60 g BS (5 %)</td><td>70 g Fett (30 %)</td><td>35 g Protein (5 %)</td></tr>
<tr><td>Nährstoffmängel</td><td colspan="5"><u>Vitamine:</u> B1, B2, B3, B5, B12, K, Folsäure
<u>Mineralstoffe:</u> Kalzium, Eisen, Zink, Jod
<u>Aminosäuren:</u> Lysin, Methionin
<u>Fettsäuren:</u> Omega-3</td></tr>
</table>

Rohkost – Positiv-Beispiel

Mahlzeit	Lebensmittel / Menge
Müsli	• 120 g gekeimter Buchweizen (Trockengewicht) • 2 EL Chia-/ Leinsamen (gemahlen) • 200 g Heidelbeeren • 300 ml Rohmilch
Grüner Salat mit Mungbohnen-Keimlingen	• 70 g Mungbohnen-Keimlinge (Trockengewicht) • 300 g Kopfsalat • 1 EL Olivenöl • 2 TL Algenflocken • Zitronensaft, Gewürze, Kräuter
Snacks	• 20 g Paranüsse und / oder Walnüsse • 2 Bananen
Gemüse mit Dip	• 500g Karotten und Kohlrabi • Dip aus: 50 g Hanfsamen + 100 ml Wasser + Gewürze, Kräuter
Nahrungs-ergänzung	• Vitamin B12 • Vitamin D
Auswertung	2000 Kcal | 230 g KH (50 %) | 70 g BS (5 %) | 70 g Fett (30 %) | 80 g Protein (15 %)

7.3 Ayurvedische Ernährungspläne

Ayurveda („Vata“) – Negativ-Beispiel

Mahlzeit	**Lebensmittel / Menge**
Milchreis	• 80 g Reis • 400 ml Hafermilch • 20 g Honig
Pfannkuchen mit Apfelmus	• 100 g Weizenmehl • 200 ml Kuhmilch • 10 g Maiskeimöl • 20 g Agavendicksaft • 200 g Apfelmus
Snack	• 20 g Erdnüsse
Kartoffelsuppe	• 500 g Kartoffeln • 100 ml Sahne • 500 ml Gemüsebrühe • 10 g Distelöl
Auswertung	2000 Kcal | 310 g KH (62 %) | 20 g BS (0 %) | 70 g Fett (30 %) | 40 g Protein (8 %)
Nährstoffmängel	Vitamine: A, B1, B2, B3, B5, B12, C, D, E, K, Folsäure Mineralstoffe: Kalzium, Eisen, Zink, Jod, Magnesium, Kupfer, Selen, Mangan Aminosäuren: Lysin, Methionin Fettsäuren: Omega-3

Ayurveda („Vata“) - Positiv-Beispiel

Mahlzeit	Lebensmittel / Menge				
Haferbrei	• 100 g Haferflocken • 3 EL Chia-/ Leinsamen • 200 g Weintrauben • 300 ml Kuhmilch • Zimt, Kardamom, Anis				
Linsen-Dhal	• 100 g Linsen (Trockengewicht) • 300 g gedünsteter Kürbis & Zucchini • 10 g Kokosöl • 2 TL Algenflocken • Kurkuma, Oregano, Basilikum				
Snacks	• 30 g Paranüsse und / oder Walnüsse • 1 Pfirsich				
Gedämpftes Gemüse mit Naturreis	• 100 g Naturreis (Trockengewicht) • 300 g gedämpfte Rote Beete & Fenchel • 10 g Ghee • Koriander, Rosmarin, Majoran				
Nahrungs-ergänzung	• Vitamin B12 • Vitamin D				
Auswer-tung	2000 Kcal	245 g KH (50 %)	80 g BS (5 %)	70 g Fett (30 %)	80 g Protein (15 %)

7.4 Paleo-Ernährungspläne

Paleo - Negativ-Beispiel

<table>
<tr><th>Mahlzeit</th><th colspan="5">Lebensmittel / Menge</th></tr>
<tr><td>Rührei</td><td colspan="5">• 6 Eier
• 20 g Butter</td></tr>
<tr><td>Gegrilltes Rindersteak mit Krautsalat</td><td colspan="5">• 200 g Rindersteak (mariniert und gegrillt)
• 200 g Sauerkraut
• 10 g Olivenöl</td></tr>
<tr><td>Snack</td><td colspan="5">• 100 g Trockenfrüchte</td></tr>
<tr><td>Schweinebraten mit Suppengemüse</td><td colspan="5">• 200 g Schweinebraten (im Ofen geschmort)
• 200 g Suppengemüse</td></tr>
<tr><td>Auswertung</td><td>2000 Kcal</td><td>90 g KH (20 %)</td><td>20 g BS (0 %)</td><td>110 g Fett (50 %)</td><td>150 g Protein (30 %)</td></tr>
<tr><td>Nährstoffmängel</td><td colspan="5"><u>Vitamine:</u> C, D, E, K, Folsäure
<u>Mineralstoffe:</u> Kalzium, Kupfer, Magnesium, Jod, Mangan
<u>Fettsäuren:</u> Omega-3</td></tr>
</table>

Paleo - Positiv-Beispiel

<table>
<tr><th>Mahlzeit</th><th colspan="5">Lebensmittel / Menge</th></tr>
<tr><td>Obstsalat mit Nüssen</td><td colspan="5">• 200 g Bananen
• 300 g Mandarinen und Erdbeeren
• 50 g Walnüsse</td></tr>
<tr><td>Salat mit Garnelen und Ei</td><td colspan="5">• 200 g Blattsalat
• 300g Lauchzwiebel und Tomate
• 100 g Garnelen
• 1 gekochtes Ei
• 1 EL Olivenöl
• Zitronensaft, Petersilie</td></tr>
<tr><td>Snack</td><td colspan="5">• 300 g Maronen</td></tr>
<tr><td>Süßkartoffel-Pfanne mit Putenstreifen</td><td colspan="5">• 400 g Süßkartoffeln
• 200 g Blumenkohl und Paprika
• 100 g gedünstete Putenstreifen
• 1 EL Kokosöl
• Gewürze, Kräuter</td></tr>
<tr><td>Nahrungs-ergänzung</td><td colspan="5">• Vitamin D</td></tr>
<tr><td>Auswertung</td><td>2000 Kcal</td><td>225 g KH (45 %)</td><td>55 g BS (5 %)</td><td>70 g Fett (30 %)</td><td>95 g Protein (20 %)</td></tr>
</table>

7.5 Ketogene Ernährungspläne

Ketogen - Negativ-Beispiel

<table>
<tr><th>Mahlzeit</th><th colspan="5">Lebensmittel / Menge</th></tr>
<tr><td>Spiegeleier</td><td colspan="5">• 3 Eier
• 20 g Distelöl</td></tr>
<tr><td>Bratwürste mit Senf</td><td colspan="5">• 3 Bratwürste (150 g)
• 30 g Sonnenblumenöl
• 20 g Senf</td></tr>
<tr><td>Schokodessert</td><td colspan="5">• 100 g Mascarpone
• 20 g Kakaopulver
• Süßstoff</td></tr>
<tr><td>Salat mit Bacon</td><td colspan="5">• 200g Eisbergsalat
• 50 g Speck
• 10 g Maiskeimöl</td></tr>
<tr><td>Auswertung</td><td>2000 Kcal</td><td>15 g KH (4 %)</td><td>5 g BS (0 %)</td><td>185 g Fett (83 %)</td><td>65 g Protein (13 %)</td></tr>
<tr><td>Nährstoffmängel</td><td colspan="5"><u>Vitamine:</u> B1, B2, B3, B5, B6, C, D, E, K, Folsäure
<u>Mineralstoffe:</u> Kalzium, Eisen, Zink, Jod, Kupfer, Mangan, Kalium
<u>Fettsäuren:</u> Omega-3</td></tr>
</table>

Ketogen - Positiv-Beispiel

<table>
<tr><th>Mahlzeit</th><th colspan="5">Lebensmittel / Menge</th></tr>
<tr><td>Pilz-Omelette</td><td colspan="5">• 3 Eier
• 300 g Pilze
• 10 g geriebener Käse
• 20 g Olivenöl</td></tr>
<tr><td>Spargelsalat mit Tofu und Avocado</td><td colspan="5">• 400 g Spargel
• 200 g Avocado
• 100 g Tofu
• 20 g Leindotteröl
• 2 TL Algenflocken
• Zitronensaft, Gewürze, Kräuter</td></tr>
<tr><td>Chiabrei</td><td colspan="5">• 30 g Chiasamen
• 150 ml Kokosmilch</td></tr>
<tr><td>Lachsfilet mit Spinat</td><td colspan="5">• 100 g Lachsfilet (gedämpft)
• 300 g Spinat
• 30 g Sahne
• Gewürze, Kräuter</td></tr>
<tr><td>Nahrungs-ergänzung</td><td colspan="5">• Vitamin D</td></tr>
<tr><td>Auswertung</td><td>2000 Kcal</td><td>35 g KH (7 %)</td><td>45 g BS (4 %)</td><td>70 g Fett (70 %)</td><td>90 g Protein (17 %)</td></tr>
</table>

Quellenverzeichnis

- **Adamo und Sahin (2014):** Soy Foods and Supplementation: A Review of Commonly Perceived Health Benefits and Risks.
- **Alzohairy (2016):** Therapeutics Role of Azadirachta indica (Neem) and Their Active Constituents in Diseases Prevention and Treatment.
- **American Institute for Cancer Research (2007):** Food, Nutrition, Physical Activity, and the Prevention of Cancer: a Global Perspective.
- **Aune et al. (2016):** Whole grain consumption and risk of cardiovascular disease, cancer, and all cause and cause specific mortality: systematic review and dose-response meta-analysis of prospective studies.
- **Bundesinstitut für Risikobewertung (2014):** Fragen und Antworten zu Hormonen in Fleisch und Milch.
- **Bundesinstitut für Risikobewertung (2016):** Fragen und Antworten zu den Auswirkungen des Antibiotika Einsatzes in der Nutztierhaltung.
- **Bundesinstitut für Risikobewertung**: Bewertung mikrobieller Risiken von Lebensmitteln. (abgerufen im März 2017)
- **Baltes (2000):** Lebensmittelchemie.

- **Brinkmann (2013):** Die unbekannten Vorteile der ketogenen Diät.
- **Cross et al. (2011):** The effect of the classical and medium chain triglyceride ketogenic diet on vitamin and mineral levels.
- **Davey et al. (2003):**EPIC–Oxford: lifestyle characteristics and nutrient intakes in a cohort of 33 883 meat-eaters and 31 546 non meat-eaters in the UK.
- **Deutsche Gesellschaft für Ernährung e. V. (2011):** Evidenzbasierte Leitlinie. Kohlenhydratzufuhr und Prävention ausgewählter ernährungsmitbedingter Krankheiten.
- **Deutsche Gesellschaft für Ernährung e. V. (2015):** Evidenzbasierte Leitlinie. Fettzufuhr und Prävention ausgewählter ernährungsmitbedingter Krankheiten.
- **Die VERBRAUCHER INITIATIVE e.V. (2008):** Machen Zusatzstoffe krank?
- **Felber et al. (2014):** Ergebnisse einer S2k-Konsensuskonferenz der Deutschen Gesellschaft für Gastroenterologie, Verdauungs- und Stoffwechselerkrankungen (DGVS) gemeinsam mit der Deutschen Zöliakie-Gesellschaft (DZG) zur Zöliakie, Weizenallergie und Weizensensitivität.
- **Foodwatch e. V. (2016):**Wo funny-frisch, albi und Co. Tiere verstecken.

- **Foster et al. (2013):** Effect of vegetarian diets on zinc status: a systematic review and meta-analysis of studies in humans.
- **Freed (1999):** Do dietary lectins cause disease?
- **Gesellschaft für Neuropädiatrie (2014):** S1-Leitline 022/021:Ketogene Diäten.
- **Giugliano et al. (2006):** The Effects of Diet on Inflammation: Emphasis on the Metabolic Syndrome.
- **Haub (2009):** Indiens Bevölkerungspolitik.
- **Hotz und Gibson (2007):** Traditional Food-Processing and Preparation Practices to Enhance the Bioavailability of Micronutrients in Plant-Based Diets.
- **Huber und Keller (2017):** Ernährungsphysiologische Bewertung von konventionell und ökologisch erzeugten vegetarischen und veganen Fleisch- und Wurstalternativen. Studie im Auftrag der Albert Schweitzer Stiftung für unsere Mitwelt, Berlin.
- **Junker et al. (2012):** Wheat amylase trypsin inhibitors drive intestinal inflammation via activation of toll-like receptor 4.
- **Katta und Schlichte (2014):** Diet and Dermatitis: Food Triggers.
- **Koula-Jenik et al. (2006):** Leitfaden Ernährungstherapie.

- **Leitner (2010):** Ernährungsphysiologische Bewertung und die Bedeutung alternativer Ernährungsformen (5–Elemente Ernährung, Ayurveda) in der Diätetik.
- **Leitzmann et al. (2009):** Ernährung in Prävention und Therapie.
- **Manheimer et al. (2015):**Paleolithic nutrition for metabolic syndrome: systematic review and meta-analysis.
- **Max Rubner-Institut. Bundesforschungsinstitut für Ernährung und Lebensmittel (2014):** Ernährungs-physiologische Bewertung von Milch und Milchprodukten und ihren Inhaltsstoffen.
- **Medizin-Transparent (2016):**Quecksilber im Fisch: Gefahr für Ungeborene?
- **Paoli et al. (2013):** Beyond weight loss: a review of the therapeutic uses of very-low-carbohydrate (ketogenic) diets.
- **Pellegrina (2009):** Effects of wheat germ agglutinin on human gastrointestinal epithelium: insights from an experimental model of immune/epithelial cell interaction.
- **Punder und Pruimboom (2013):**The Dietary Intake of Wheat and other Cereal Grains and Their Role in Inflammation.
- **Schlemmer et al. (2009):**Phytate in foods and significance for humans: Food sources, intake, processing, bioavailability, protective role and analysis.

- **Schmidt et al. (2013):**Serum Uric Acid Concentrations in Meat Eaters, Fish Eaters, Vegetarians and Vegans: A Cross-Sectional Analysis in the EPIC-Oxford Cohort.
- **Schumann et al. (2014):** Calcium, Milch und Knochengesundheit. Behauptungen und Fakten.
- **Semler (2008):** Rohkost-Ernährung:
Eine Untersuchung von Langzeit-Rohköstlern.
- **Sluijs et al. (2010):** Dietary Intake of Total, Animal, and Vegetable Protein and Risk of Type 2 Diabetes in the European Prospective Investigation into Cancer and Nutrition (EPIC)-NL Study.
- **Stiftung Warentest (2011):** Dioxin in Lebensmitteln: 10 Fragen und Antworten.
- **Ströhle und Hahn (2012):** Ernährung à la Altsteinzeit? - Einsichten und Missverständnisse.
- **Vasconcelos und Oliveira (2004):** Antinutritional properties of plant lectins.
- **VEBU (Vegetarierbund Deutschland e.V.):**Jod: Mit jodhaltigen Lebensmitteln Jodmangel vorbeugen. (abgerufen im März 2017)
- **VEBU (Vegetarierbund Deutschland e.V**.): Studien zur vegan-vegetarischen Lebensweise. (abgerufen im März 2017)
- **VEBU (Vegetarierbund Deutschland e.V.):**Omega-3-Fettsäuren: Vorkommen in pflanzlichen Lebensmitteln. (abgerufen im März 2017)

- **VEBU (Vegetarierbund Deutschland e.V.):** 5 gute Gründe, pflanzlich zu leben. (abgerufen im März 2017)
- **Volek et al. (2010):** Low-Carbohydrate Diets Promote a More Favorable Body Composition Than Low-Fat Diets.
- **Waldmann et al. (2004):** Dietary iron intake and iron status of German female vegans: results of the German vegan study.
- **Watson (2001):** Vegetables, Fruits, and Herbs in Health Promotion.
- **Wikipedia:** Indien. (abgerufen im März 2017)

<u>Nährwertberechnung:</u>

- **Cronometer:** https://cronometer.com/?logout=true&
- **Deutsche Ernährungsberatungs-und informations-netz (DEBInet):** http://www.ernaehrung.de/lebensmittel/